Praktijkboek sociaal-psychiatrische begeleiding

Praktijkboek sociaal-psychiatrische begeleiding

Methodisch werken met ernstige en langdurige problematiek

Bauke Koekkoek

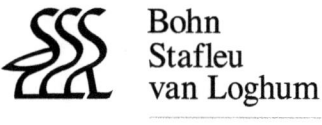
Bohn
Stafleu
van Loghum

Springer Media

Houten 2011

© 2011 Bohn Stafleu van Loghum, onderdeel van Springer Media

Alle rechten voorbehouden. Niets uit deze uitgave mag worden verveelvoudigd, opgeslagen in een geautomatiseerd gegevensbestand, of openbaar gemaakt, in enige vorm of op enige wijze, hetzij elektronisch, mechanisch, door fotokopieën of opnamen, hetzij op enige andere manier, zonder voorafgaande schriftelijke toestemming van de uitgever.

Voor zover het maken van kopieën uit deze uitgave is toegestaan op grond van artikel 16b Auteurswet j° het Besluit van 20 juni 1974, Stb. 351, zoals gewijzigd bij het Besluit van 23 augustus 1985, Stb. 471 en artikel 17 Auteurswet, dient men de daarvoor wettelijk verschuldigde vergoedingen te voldoen aan de Stichting Reprorecht (Postbus 3060, 2130 KB Hoofddorp). Voor het overnemen van (een) gedeelte(n) uit deze uitgave in bloemlezingen, readers en andere compilatiewerken (artikel 16 Auteurswet) dient men zich tot de uitgever te wenden.

Samensteller(s) en uitgever zijn zich volledig bewust van hun taak een betrouwbare uitgave te verzorgen. Niettemin kunnen zij geen aansprakelijkheid aanvaarden voor drukfouten en andere onjuistheden die eventueel in deze uitgave voorkomen.

ISBN 978 90 313 9053 3
NUR 777

Ontwerp omslag: Boekhorst Design, Culemborg
Ontwerp binnenwerk: TEFF (www.teff.nl)
Automatische opmaak: Crest Premedia Solutions (P) Ltd, Pune, India

Website

In de oorspronkelijke uitgave van *Praktijkboek sociaal-psychiatrische begeleiding* was een dvd toegevoegd met aanvullend digitaal materiaal. Vanaf deze editie is echter al dit aanvullende materiaal vindbaar op: http://extras.springer.com.
Vul op deze website in het zoekveld Search ISBN het ISBN van het boek in:
978-90-313-9053-3

Let op: het is belangrijk om precies deze schrijfwijze aan te houden, dus met tussenstreepjes.

Overal waar in deze uitgave verwezen wordt naar de dvd, wordt bovenstaande website extras.springer.com bedoeld.

Een handleiding met betrekking tot het downloaden en gebruiken van het digitale materiaal vindt u op: www.bsl.nl/handleidingen.

Bohn Stafleu van Loghum
Het Spoor 2
Postbus 246
3990 GA Houten

www.bsl.nl

Inhoud

Woord vooraf — **1**

DEEL I BEGELEIDING IN DE GGZ — 3

1 Sociaal-psychiatrische begeleiding: een plaatsbepaling — **5**
1.1 Inleiding — 5
1.2 Terminologie — 6
1.3 Professionals — 7
1.4 Patiënten — 7
1.5 Behandeling, begeleiding en zorg: verschillen en overeenkomsten — 8
1.6 Langdurige sociaal-psychiatrische begeleiding: kwesties en kansen — 13
1.7 Doel van sociaal-psychiatrische begeleiding — 17
Aanbevolen literatuur — 17

2 Bouwstenen voor sociaal-psychiatrische begeleiding — **19**
2.1 Inleiding — 19
2.2 Indicatie — 20
2.3 Route naar sociaal-psychiatrische begeleiding — 20
2.4 Diagnostiek — 23
2.5 Verantwoordelijkheid en samenwerking — 27
2.6 Intervisie, supervisie en werkbegeleiding — 32
Aanbevolen literatuur — 34

3 Sociale psychiatrie, systeemgericht werken en de sociale context — **35**
3.1 Inleiding — 35
3.2 Sociale psychiatrie — 36

3.3	De dagelijkse praktijk: pragmatisme	37
3.4	Sociaal, systemisch en contextueel: een begripsbepaling	39
3.5	Werken met de sociale context	41
3.6	Enkele aandachtspunten	43
3.7	Hulpverleningscontext	48
	Aanbevolen literatuur	48

DEEL II HET PRIMAIRE PROCES 51

4 Fasering en structuur in sociaal-psychiatrische begeleiding 53

4.1	Inleiding	53
4.2	Model en fasering	54
4.3	Structuur in het contact	59
4.4	Gespreksmethoden	59
4.5	Gespreksmethode 1: relatiemanagement	67
4.6	Gespreksmethode 2: motiverende gespreksvoering	69
4.7	Gespreksmethode 3: oplossingsgerichte gespreksvoering	72
	Aanbevolen literatuur	73

5 Professioneel contact maken en houden (fase 1) 75

5.1	Inleiding	75
5.2	Contact	76
5.3	Achtergrond	76
5.4	Contact maken	77
5.5	Verwachtingen expliciteren	81
5.6	Werkrelatie monitoren	94
5.7	Bijzondere situaties	95
	Aanbevolen literatuur	96

6 Doelen opstellen en onderhandelen (fase 2) 99

6.1	Inleiding	99
6.2	Doelen in langdurige begeleiding	100
6.3	Zorgbehoeften, problemen, doelen en hun onderlinge verhouding	102
6.4	Van problemen naar doelen (zonder de problemen te negeren)	103
6.5	Stap 1: creëer toekomstperspectief	104
6.6	Stap 2: formuleer voorlopige werkdoelen	105

6.7	Stap 3: vul de CANSAS in	106
6.8	Stap 4: onderhandel over zorgbehoeften en doelen	108
6.9	Stap 5: formuleer concrete werkdoelen	110
	Aanbevolen literatuur	112

7   Specifieke interventies uitvoeren (fase 3)   113

7.1	Inleiding	113
7.2	Monitoren voortgang doelen	114
7.3	Interventies	114
7.4	Gespreksmethode 4: gedragsanalyse	115
7.5	Gespreksmethode 5: 'clinical casemanagement'	116
	Aanbevolen literatuur	118

8   Voortzetten, verwijzen en afsluiten   121

8.1	Inleiding	121
8.2	Het beloop van sociaal-psychiatrische begeleiding	122
8.3	Afsluiten van langdurige behandeling: inhoudelijke afwegingen	122
8.4	Inschatten van de noodzaak van voortgezette begeleiding	123
8.5	Strategieën om het beëindigen van begeleiding te vergemakkelijken	124
8.6	Specifieke suggesties bij het afsluiten van een contact	127
	Aanbevolen literatuur	128

DEEL III ACHTERGRONDEN EN ONDERBOUWING   129

9   Theoretische en empirische onderbouwing van sociaal-psychiatrische begeleiding   131

9.1	Inleiding	131
9.2	Empirische studies naar sociaal-psychiatrische begeleiding	132
9.3	Effectiviteit van de hier beschreven vorm van sociaal-psychiatrische begeleiding	132
9.4	Onderbouwing (macroniveau)	133
9.5	Onderbouwing (mesoniveau)	135
9.6	Onderbouwing (microniveau)	137
	Aanbevolen literatuur	138

Literatuur   141

Bijlage 1 Begeleidingsplan 149

Bijlage 2 ISPB-rapportageformulier professional 153

Bijlage 3 SRS cliënt 155

Bijlage 4 Camberwell Assessment of Need Short
Appraisal Schedule (CANSAS) 157

Bijlage 5 ISPB-gedragsanalyse 159

Bijlage 6 Noodplan/crisisplan 161

Bijlage 7 Toelichting op de dvd 165

Woord vooraf

Dit boek is bedoeld voor professionals die sociaal-psychiatrische begeleiding bieden aan mensen met langdurige en ernstige psychiatrische problematiek. Dat maakt de doelgroep nogal breed en dat is ook de bedoeling. De in dit boek beschreven concepten en methoden zijn tamelijk generiek en bruikbaar voor hulpverleners met verschillende achtergronden, in uiteenlopende zorgsettings, ten behoeve van een heterogene groep patiënten. Tegelijkertijd is het handig om kleur te bekennen: ondergetekende is sociaal-psychiatrisch verpleegkundige in de ggz en heeft vooral ervaring met patiënten met niet-psychotische langdurige problematiek.

Er bestaan al veel goede boeken over begeleiding in de kliniek, over sociale psychiatrie, over casemanagement, over rehabilitatie en over de specialistische behandeling van niet-psychotische problematiek. Toch heb ik tijdens mijn opleiding en beroepsuitoefening nooit een boek gevonden dat het vak van ambulant begeleiden van mensen met ernstige psychiatrische problematiek echt handen en voeten gaf. Dit boek is daarom vooral een praktisch boek met veel voorbeelden en casuïstiek. Onvermijdelijk ontbreekt het daardoor aan een aantal zaken, zoals een instrument voor gedetailleerde assessment van patiënten of een uitgebreide toelichting van specifieke gespreksmethoden. De referenties en de aanbevolen literatuur (aan het eind van elk hoofdstuk) zullen de lezer hopelijk helpen om de weg te vinden naar deze meer gespecialiseerde bronnen.

Ook het debat ontbreekt grotendeels in deze publicatie. In de geestelijke gezondheidszorg staan veel zaken constant ter discussie, zoals de validiteit van het huidige classificatiesysteem, de wisselwerking tussen biologische en sociale factoren bij het ontstaan van problemen en de steeds terugkerende territoriale strijd tussen disciplines over bekwaamheid en bevoegdheid. Over die kwesties heb ik weliswaar een mening, maar die is ondergeschikt aan de concrete beschrijving van sociaal-psychiatrische begeleiding. Dat vak is namelijk al complex genoeg en bestrijkt een zeer breed terrein van gesprekjes op straat met ernstig achterdochtige of verslaafde mensen tot beschaafde conversaties in keurige kantoren. Voor beide uitersten en alles daartussen beoogt dit boek een generieke basis te bieden waaraan iedere professional meer specifieke methoden kan toevoegen.

De in dit boek beschreven aanpak van sociaal-psychiatrische begeleiding is gebaseerd op de tijdens mijn promotieonderzoek ontwikkelde interpersoonlijke sociaal-psychiatrische begeleiding. Tijdens dat traject kreeg ik feedback van veel mensen, maar vooral van de eerste groep gebruikers - de verpleegkundigen van team 6 van de Riagg Amersfoort - waarvoor mijn dank. Daarnaast leverden verschillende mensen waardevol commentaar op gedeelten van de tekst. Mijn dank gaat daarvoor uit naar Marlies van Bemmel, Gert Bosveld, Giel Hutschemaekers, Rob Keukens, Mark van Veen, Bea Tiemens en Téo Visser. Ten slotte ben ik ZonMw zeer erkentelijk voor de implementatiesubsidie die het schrijven en verspreiden van dit boek en de bijpassende training en supervisie mogelijk maakte.

Delen van enkele hoofdstukken in dit boek werden eerder gepubliceerd in het *Maandblad Geestelijke volksgezondheid* (in 2006 en 2011) en *PsychoPraxis* (in 2007).

Bauke Koekkoek
Utrecht, augustus 2011

Leeswijzer

In dit boek worden de termen patiënt en cliënt bewust door elkaar gebruikt. Mensen die hulp vragen hebben zo hun voorkeuren en hetzelfde geldt voor mensen die hulp geven; ieder kan dus een keuze maken. Desalniettemin keert de term patiënt in dit boek vaker terug, vooral omdat mensen met ernstige en psychiatrische problematiek vaak - maar niet altijd - minder te kiezen hebben dan de term cliënt suggereert.

De afkorting ggz wordt in dit boek regelmatig gebruikt voor geestelijke gezondheidszorg.

Omwille van de leesbaarheid is gekozen voor de mannelijke vorm, maar uiteraard kan zonodig ook 'zij' en 'haar' worden gelezen.

Elk hoofdstuk besluit met een beknopt lijstje aanbevolen literatuur. Deze publicaties worden uitgebreider omschreven in de literatuurlijst achterin het boek.

Deel 1 Begeleiding in de ggz

1 Sociaal-psychiatrische begeleiding: een plaatsbepaling

Sociaal-psychiatrische begeleiding is een van de vele hulpvormen in de geestelijke gezondheidszorg. Begeleiding verschilt van behandeling en zorg op een aantal punten, zoals doelstelling en aanpak. Begeleiding wordt geboden door een bepaalde groep professionals, die doorgaans aan de hogeschool zijn opgeleid. Patiënten die begeleiding ontvangen zijn vaak mensen met ernstige en langdurige psychiatrische problematiek. Sociaal-psychiatrische begeleiding is vaak langdurig van aard, door de aard van de problematiek waarmee de patiënten kampen. Deze langdurigheid draagt het risico van vanzelfsprekendheid in zich, zeker als de begeleiding een duidelijk mandaat en doel mist. Niet-effectieve interacties tussen patiënt en professional zijn dan een risico, waardoor sociaal-psychiatrische begeleiding niet per definitie beter is dan niets doen. Het aangrijpingspunt van sociaal-psychiatrische begeleiding is niet de stoornis zelf maar het functioneren van de patiënt met de stoornis. De doelstelling ervan op het niveau van de patiënt is een effectievere omgang met beperkingen ten gevolge van psychiatrische problematiek en benutting van eigen mogelijkheden, resulterend in verbeterd interpersoonlijk en sociaal functioneren.

1.1 Inleiding

Sociaal-psychiatrische begeleiding is een verzamelnaam voor een vorm van begeleiding die doorgaans door aan de hogeschool opgeleide professionals wordt geboden aan mensen met ernstige en langdurige psychiatrische problematiek. Sociaal-psychiatrische begeleiding is meestal een behoorlijk flexibele hulpvorm, die zich richt op zowel het oplossen van praktische problemen, het voorkomen van achteruitgang, als het veranderen van niet-effectieve gedragingen. Daarmee bevindt sociaal-psychiatrische begeleiding zich in het grijze gebied tussen praktische begeleiding door algemeen maatschappelijk werkenden, stabiliserende zorg door verpleegkundigen en veranderingsgerichte behandeling door psychotherapeuten en andere ggz-behandelaars. Hulpvormen als casemanagement en rehabilitatie lijken soms erg op sociaal-psychiatrische begeleiding en het is zelfs de vraag of de verschillen niet groter zijn dan de overeenkomsten. In dit hoofdstuk bespreken we het eigene en eigenaardige van sociaal-psychiatrische behandeling, om te verduidelijken over welke hulpvorm voor welke mensen dit boek gaat.

1.2 Terminologie

De term sociaal-psychiatrische begeleiding heeft zijn historische wortels in de Sociaal-Psychiatrische Dienst (SPD) die begin jaren tachtig van de vorige eeuw in de Riagg opging. De historie gaat natuurlijk nog verder terug (Oosterhuis, 2004), maar voor deze paragraaf beperken we ons tot het meer recente verleden. De Riagg's ontstonden uit een fusie van de SPD'en, die zorg boden aan mensen met ernstige en langdurige psychiatrische problematiek, instituten voor psychotherapie, medisch-opvoedkundige bureaus en bureaus voor levens- en gezinsvragen (Van der Grinten, 1987). In de hybride constructie die toen ontstond, kwam voor de SPD-zorg de term begeleiding in zwang, terwijl voor de psychotherapie de term psychotherapie bleef of behandeling werd.

De afdelingen sociale psychiatrie en psychotherapie in de Riagg's richtten zich aldus op twee verschillende groepen patiënten, en werden ook bemenst door twee verschillende typen professionals: hogeschoolprofessionals enerzijds en academisch geschoolde professionals anderzijds. Enkele kleine Nederlandse onderzoeken (Winkel & Wissekerke, 1996; Koekoek e.a., 2008) toonden enkele verschillen tussen deze twee patiëntenpopulaties aan, echter minder absoluut dan in de praktijk, waar meestal onderscheid gemaakt wordt tussen patiënten geschikt voor begeleiding en patiënten geschikt voor psychotherapie. De eerste groep heeft gemiddeld genomen ernstiger klachten en symptomen, functioneert psychosociaal slechter, heeft een lagere sociaaleconomische status en is al langer in psychiatrische zorg.

De term sociale psychiatrie is tamelijk moeilijk te definiëren (zie hoofdstuk 3; o.a. Kok & Donker, 1996). Hetzelfde geldt voor de term begeleiding; deze laat zich bovendien slecht vertalen naar het Engels en levert daardoor ook internationaal weinig aanknopingspunten op. Toch denken we dat de term sociaal-psychiatrische begeleiding de lading het beste dekt. We verstaan eronder een psychiatrische hulpvorm die:
– bestaat uit ambulant uitgevoerde gesprekken (en mogelijke andere activiteiten) die plaatsvinden dicht bij de sociale omgeving van de cliënt;
– wordt uitgevoerd door één hulpverlener die individueel verantwoordelijk is voor de vorm en inhoud van de begeleiding (incidenteel kunnen dit meer mensen zijn), veelal in samenwerking met een arts of psychiater die vooral medicamenteuze behandeling biedt;

– geboden wordt aan mensen met ernstige en langdurige psychiatrische problematiek, waaronder we hier (conform Ruggeri e.a., 2001) verstaan: *a* er is een psychiatrische stoornis, *b* waarvoor de persoon al minimaal twee jaar in psychiatrische zorg is, en *c* waardoor de persoon psychosociaal matig tot slecht functioneert (GAF-score 50 of lager).

1.3 Professionals

In dit boek gebruiken we regelmatig de termen professional en hulpverlener voor degenen die sociaal-psychiatrische begeleiding bieden, omdat in de praktijk mensen met verschillende achtergronden deze uitvoeren. In de inleiding kwam al aan bod dat verpleegkundigen, maatschappelijk werkenden, sociaalpedagogisch hulpverleners en andere aan de hogeschool opgeleide professionals sociaal-psychiatrische begeleiding kunnen bieden. Maar het is ook goed denkbaar dat psychologen, psychiaters en anderen dat doen - weliswaar meestal in specifieke situaties. In ieder geval gaat het steeds om professionals die zelfstandig en individueel de gehele begeleiding plannen, uitvoeren en evalueren, al dan niet in samenwerking met een andere professional (voor een verdere uitwerking zie hoofdstuk 2).

Tegelijkertijd is dit boek sterk geënt op de sociaal-psychiatrisch verpleegkundige praktijk. Sociaal-psychiatrisch verpleegkundigen zijn namelijk van oudsher de grootste groep professionals in de ambulante instellingspsychiatrie (o.a. Koekkoek e.a., 2009).

1.4 Patiënten

Veel verschillende mensen maken gebruik van de Nederlandse geestelijke gezondheidszorg (ggz): mensen met kortdurende en zeer langdurige problematiek, mensen met milde en zeer ernstige problematiek, mensen met diagnosen die uiteenlopen van een aanpassingsstoornis tot paranoïde schizofrenie. In de intramurale ggz zijn relatief weinig mensen opgenomen, vergeleken met het aantal mensen dat ambulante zorg gebruikt. Van die opgenomen patiënten hebben er veel ernstige en langdurige problematiek van psychotische aard. In de ambulante ggz vinden we meer mensen met kortdurende problematiek en langdurige problematiek van niet-psychotische aard (o.a. Dieperink e.a., 2006). Uit Nederlandse en internationale cijfers blijkt dat 50 tot 70 procent van de mensen die gebruik maken van langdurige sociaal-psychiatrische begeleiding een niet-psychotische stoornis hebben (Koekkoek, 2011a). Hieronder verstaan we alle stoornissen behalve organische stoornissen (zoals dementie of niet-aangeboren hersenletsel), psychotische stoornissen en bipolaire stoornissen. Bij niet-psychotische stoornissen - waarvan stemmings-, angst-, persoonlijkheids- en verslavingsstoornissen de grootste groepen vormen - gaan we ervan uit dat de realiteitstoetsing intact is. Mensen kunnen, populair gezegd, verschil zien tussen waan en werkelijkheid. Tielens en Verster (2010) maken in hun boek over bemoeizorg onderscheid tussen oordeelsbekwame en oordeelsonbekwame mensen.

In dit boek gaat het uitsluitend over mensen die meestal, maar niet altijd, oordeelsbekwaam zijn. Van hen mogen we dus meer eigen verantwoordelijkheid verwachten, meer zelfredzaamheid vragen, en kunnen we soms terughoudender zijn in het geven van hulp. Maar soms ook niet en dat maakt het nu juist lastig. Oordeelsbekwame of niet-psychotische patiënten lijken weliswaar adequater en sterker dan oordeelsonbekwame psychotische patiënten, maar schijn kan bedriegen. De sociale problematiek van mensen met langdurige niet-psychotische problematiek is vaak enorm en de hulp waarop zij aanspraak kunnen maken veelal beperkt en slecht toegankelijk. Bemoeizorg en programma's voor 'assertive community treatment' (ACT) en de minder intensieve variant daarvan (Functie ACT ofwel FACT) zijn vaak niet bedoeld voor deze groep.

In de huidige stoornisgerichte zorgprogramma's kunnen deze patiënten met langdurige, complexe en veel comorbide problematiek niet altijd goed terecht. Maar omdat ze geen psychotische stoornis hebben, is de toegang tot praktische hulp en ondersteuning bij dagbesteding, intensieve thuiszorg, laagdrempelige inloopvoorzieningen en arbeidsrehabilitatie vaak ook moeilijk. Deze patiënten moeten de zorg die ze nodig hebben om overeind te blijven vaak veel meer bij elkaar rapen dan psychotische patiënten. Tegelijkertijd zijn ze in dat bij elkaar zoeken wel weer adequater. Het is echter lang niet altijd eenvoudig of duidelijk welke zorg passend en beschikbaar is.

In dit boek willen we een raamwerk bieden voor de sociaal-psychiatrische begeleiding aan deze groep. Dat doen we vanuit het idee dat te veel bemoeienis met deze mensen net zo schadelijk - of zelfs schadelijker - is dan te weinig of geen zorg bieden. In paragraaf 1.6 gaan we in op de valkuil van te veel zorgen of bemoeien. Eerst proberen we nader te omschrijven wat begeleiding nu eigenlijk is.

1.5 Behandeling, begeleiding en zorg: verschillen en overeenkomsten

Ggz-professionals die sociaal-psychiatrische begeleiding bieden doen 'iets' tussen zorgen en behandelen (Van de Beek, 1991). Het omschrijven van begeleiding als ggz-hulpverleningsmethode is nauwelijks mogelijk zonder ook andere vormen van hulpverlening te beschouwen. De in de ggz bestaande scheiding tussen verschillende hulpvormen op basis van professionele achtergrond of opleiding is enigszins arbitrair. Wanneer we een indeling naar beroepsgroep volgen, zouden psychiaters en psychologen behandelen, verpleegkundigen zorgen en maatschappelijk werkenden begeleiden. De praktijk is echter anders: iedere discipline kent zowel behandelende, begeleidende als zorgende elementen. Er is in veel gevallen dan ook sprake van een glijdende schaal en niet van een strikt onderscheid. Echter, om de essentie van de verschillende hulpvormen te benoemen, is het toch instructief om de verschillen eerst duidelijk neer te zetten.

In de somatische gezondheidszorg is het onderscheid tussen zorg en behandeling vaak, doch niet altijd, duidelijker dan in de geestelijke gezondheidszorg. Als voorbeeld nemen we een ideaaltypische situatie in de somatische gezondheidszorg, die van een jonge man met een meervoudig gebroken been. De behandeling bestaat uit het aanbrengen van gips of (eventueel) het chirurgisch herstellen van een complexe breuk. De zorg bestaat uit de overname van ADL-activiteiten, zolang de patiënt deze niet zelf kan uitvoeren. De revalidatie ofwel de begeleiding naar functieherstel van het been bestaat uit fysiotherapie. Behandeling (door een arts), zorg (door een verpleegkundige) en revalidatie/begeleiding (door een fysiotherapeut) zijn zo keurig onderscheidbaar.

In de ggz lopen behandeling, zorg en begeleiding echter meer door elkaar; in de acute maar zeker in de langdurige zorg. Toch is er wel onderscheid te maken: waar behandeling of therapie zich richt op verandering en zorg op dat wat de cliënt niet meer kan, zit begeleiding er tussenin. Begeleiding houdt zich bezig met het leren omgaan met beperkingen en het gebruiken van mogelijkheden. In deze definitie is begeleiden dus 'leren omgaan met' of 'leren benutten', hetgeen impliceert dat begeleiding een leerproces is met een doel en een eindpunt. Immers, het gaat over leren en verondersteld wordt dat de cliënt op zeker moment geleerd heeft om te gaan met zijn beperkingen of, positiever geformuleerd, zijn mogelijkheden optimaal weet te benutten.

In principe vormt daarmee een groot deel van de mensen in langdurige zorg de doelgroep voor begeleiding. Er zijn slechts weinig cliënten die echt afhankelijk zijn van (klinische) zorg, terwijl juist velen langdurige begeleiding krijgen. Hoe lang deze begeleiding ook duurt, leren en werken naar een doel blijven de uitgangspunten. Bij langdurige zorg ontbreken deze meestal. Daarin staat het handicapmodel centraal: de cliënt kan bepaalde dingen niet en een ggz-professional vult deze aan. Deze zogenaamde leerbaarheid is tegelijk een uitnodiging in de richting van verandering: wie kan leren, kan veranderen. Dus misschien is 'echte' behandeling dan ook wel mogelijk.

De combinatie van deze twee tegenstrijdige elementen (acceptatie en verandering), maakt begeleiding tot een meer ambivalente aangelegenheid dan zorg of behandeling. Er is altijd het risico dat in een begeleidingscontact de cliënt wordt overvraagd (en het op behandeling gaat lijken) of wordt ondervraagd (en het op zorg gaat lijken). Nogmaals, het beeld dat hier wordt geschetst van zorg (alleen maar ondersteunen) en therapie (alleen maar veranderen) behoeft nuancering: geen enkele hulpvorm is zo zwart-wit. Maar begeleiding kenmerkt zich sterker dan de twee andere vormen door veel grijstinten. In tabel 1.1 geven we globaal aan waarover behandeling, begeleiding en zorg gaan.

Behandeling

De term behandeling suggereert een genezende, curatieve aanpak van psychiatrische problematiek. Sommigen maken nog onderscheid tussen therapie en behandeling, waarbij de eerste verwijst naar een gefocuste, vaak unimodale benadering (bijvoorbeeld alleen psychotherapie of alleen medi-

Tabel 1.1 Verschillen tussen behandeling, begeleiding en zorg.

	Behandeling	Begeleiding	Zorg
WHO/ICF-terminologie*	stoornis	beperking	handicap
Doel	genezing, verandering	herstel, integratie, participatie	stabiliteit, veiligheid
Activiteit professional	genezen	coachen, trainen	helpen
Visie op veranderings-mogelijkheden	gerichte interventies zorgen voor blijvende genezing en verandering	training en ondersteuning maken persoonlijke groei mogelijk	zorg en controle garanderen een optimale kwaliteit van leven
Voorwaarden	aanwezigheid van een duidelijke en behandelbare stoornis, bereidheid tot behandeling	bereidheid te werken aan doelen	geen (bij voorkeur de bereidheid om zorg te aanvaarden)
Leidend principe	professionele diagnose leidt tot een goed geïndiceerde therapie	onderhandeling tussen patiënt en professional leidt tot gezamenlijk opgestelde doelen	patiënts actuele situatie leidt tot 'hier en nu'-zorg, zoveel mogelijk afgestemd op patiënt
Belangrijkste disciplines	psychiatrie, psychologie	verpleegkunde, maatschappelijk werk, agogiek	verpleegkunde agogiek
Wetenschappelijke basis of evidentie	biomedische wetenschappen, experimentele psychologie	sociale wetenschappen	verplegingswetenschappen

*World Health Organisation International Classification of Functioning, Disability and Health: een systeem dat functies, handicaps en gezondheid omschrijft en classificeert (Üstun e.a., 2003).

catie) en de tweede naar een bredere, multimodale benadering (bijvoorbeeld individuele gesprekken, medicatie en groepstherapie). Dit praktische onderscheid laten we hier voor wat het is en we beschouwen behandeling vooral als een functie. Deze functie heeft de bedoeling om door middel van een gerichte aanpak de stoornis op te heffen, op een dusdanige wijze dat deze echt weg is en (hoogstwaarschijnlijk) niet meer terugkomt. In meer psychologische termen, wanneer het gaat om bijvoorbeeld de persoonlijkheid van een patiënt, is het doel een dusdanige structurele verandering in de psyche te bewerkstelligen dat de problemen zich niet meer voordoen.

Momenteel voldoen nog weinig psychiatrische behandelingen aan bovenstaande definitie. Sommige psychotherapieën slagen erin specifieke klachten te verhelpen, zonder veel kans op een terugval. Ook komt in sommige gevallen een depressie na medicamenteuze behandeling niet meer terug. Enkele andere biologische behandelmethoden (zoals ECT of lichttherapie) halen ook hoge slagingspercentages, maar zijn voor veel patiënten niet geïndiceerd. Vaker is het zo dat psychotherapie vooral de scherpe randjes van problematiek afvijlt en dat medicatie niet zozeer de oorzaak maar de symptomen van de stoornis bestrijdt (en dus vaak langdurig gebruikt moet worden). De klachten en symptomen nemen daardoor af, maar de onderliggende 'oorzaak' - waarover we doorgaans slechts kunnen hypothetiseren - blijft onaangetast.

Deze beperkingen van de huidige stand van kennis in de geestelijke gezondheidszorg doet overigens niets af aan de noodzaak om behandelvormen te blijven ontwikkelen en verfijnen. Hoewel de geschiedenis van het zoeken naar genezing voor psychiatrische stoornissen niet zonder pieken en dalen is, boekte men op sommige gebieden in de afgelopen decennia grote winst. Juist op de terreinen waar dat minder het geval is, ontstaat spraakverwarring met functies als zorg en de hierna beschreven begeleiding.

Begeleiding

Conform de analogie met de somatische gezondheidszorg kunnen we begeleiding beschouwen als een vorm van revalidatie. In de psychiatrie heeft revalidatie de onzes inziens wat ongelukkige naam rehabilitatie gekregen. De letterlijke Nederlandse vertaling - eerherstel - heeft naast een historische dimensie (herstel verwijst naar iets dat eerder verloren is gegaan) ook een morele dimensie (de afgenomen eer wordt teruggegeven). Rehabilitatie is de functie die als doel heeft de gevolgen van de ziekte of stoornis zoveel mogelijk te beperken, door middel van gerichte training en ondersteuning. Of positief geformuleerd: om het leven van de patiënt te optimaliseren, ondanks de stoornis. Rehabilitatie en begeleiding lijken dus sterk op elkaar. De analogie met revalidatie in de somatische gezondheidszorg is duidelijk: lukt het niet om iemands been te genezen, dan helpt de fysiotherapeut (en soms de ergotherapeut of nog een ander) de patiënt zo goed mogelijk te leren lopen met het aangetaste been. In sommige gevallen is het voor de buitenwereld bijna niet waarneembaar dat iemand een al dan niet ernstige ziekte of beperking heeft.

De lastige afbakening met behandeling tekent zich echter al af: wanneer een patiënt met schizofrenie, terugkerende depressies of een persoonlijkheidsstoornis maatschappelijk actief is en participeert in voor hem belangrijke netwerken, dan zou er zelfs sprake kunnen zijn van genezing. Wie namelijk door de revalidatiebril van sociaal functioneren kijkt en niet door de medische bril van symptomen en stoornissen, kan concluderen dat deze patiënt succesvol behandeld is. Aangezien stoornissen in de geestelijke gezondheidszorg nog altijd vrijwel alleen kunnen worden vastgesteld aan de hand van gerapporteerde (en deels waargenomen) gedachten, gevoelens en gedragingen, is het niet mogelijk om objectief vast te stellen of iemand nog steeds of niet meer ziek is.

Kortom: het is afhankelijk van de gekozen uitkomstmaat of begeleiding ook genezend kan werken. Wie de patiënt afrekent op symptomen, klachten en karaktereigenschappen zal geen of beperkt resultaat zien. Wie kijkt naar interpersoonlijk en sociaal functioneren mogelijk veel meer.

Zorg

De functie zorg complementeert de bovengenoemde twee. Zorg heeft als doel de patiënt met een stoornis en daaruit volgende beperkingen, zo prettig en menswaardig mogelijk te helpen functioneren. Zorg heeft daarmee een minder ambitieuze doelstelling dan behandeling en begeleiding: meer gericht op behoud dan op ontwikkeling. Toch is de behoefte aan of noodzaak van zorg niet statisch: mensen kunnen minder capabel worden en meer zorg nodig hebben, maar ook het omgekeerde is mogelijk. Ook kan de visie op de noodzaak van zorgverlening veranderen. Halverwege de vorige eeuw werden in veel landen enorme aantallen (voorheen als chronisch benoemde) patiënten uit de instellingen ontslagen. Dat deze overgang niet soepel verliep, doet niets af aan het feit dat men blijkbaar tot de conclusie was gekomen dat deze mensen zich in ieder geval van gehospitaliseerde patiënten tot burgers in de maatschappij zouden moeten ontwikkelen. Zorg in ziekenhuizen werd daarvoor niet langer nodig geacht, sociaal-psychiatrische begeleiding wel (al was die niet meteen toegankelijk).

Zorg heeft in de geestelijke gezondheidszorg ook nog een andere betekenis dan het zorg dragen voor iemands gezondheid en welzijn: zorgen voor veiligheid. Hoewel ook elders in de gezondheidszorg aanzienlijke aandacht aan patiëntenveiligheid wordt besteed, neemt de psychiatrie een bijzondere plaats in. Zij moet namelijk niet alleen de veiligheid van de patiënt garanderen, maar ook die van de maatschappij. Zorg heeft dus tevens een controlefunctie, die soms gepaard gaat met dwang (zie o.a. Jansen e.a., 1995).

Deze dubbelfunctie komt bijvoorbeeld tot uitdrukking in afdelingen voor intensieve zorg. Deze afdelingen komen voor in de ggz, waar men beschikt over separeercellen, en in de somatische zorg, waar intensivecareafdelingen veel technische hulpmiddelen kennen. Intensieve zorg verwijst in beide settings naar sterke controle en intensief toezicht; in de ggz om agressie en schade te voorkomen, in de somatische zorg om lichamelijke complicaties en letsel te voorkomen. Historisch gezien zijn zorg en controle altijd onlosmakelijk verbonden geweest, zoals ook blijkt uit de titel van een historisch werk over de psychiatrische verpleegkunde, *Van oppasser tot verpleegkundige* (De Leeuw e.a., 1997). In vroeger tijden - maar ook nu nog - biedt opname in een psychiatrisch ziekenhuis (gepercipieerde) veiligheid aan patiënt en maatschappij, gefaciliteerd door de zorgdisciplines.

1.6 Langdurige sociaal-psychiatrische begeleiding: kwesties en kansen

Door de aard van de problematiek is sociaal-psychiatrische begeleiding vaak langdurig; al snel enkele tot vele jaren. In de praktijk en uit onderzoek blijkt dat langdurige sociaal-psychiatrische begeleiding nogal eens doel, richting en structuur mist (Hellebrand e.a., 2007; Koekkoek, 2004a, 2004b). Het contact tussen patiënt en professional is voor beide partijen een vanzelfsprekendheid geworden, die niet meer ter discussie staat. Regelmatig horen we anekdotes van teamleiders die na het vertrek van een gewaarde professional drie kwart van diens cliënten uit de zorg konden ontslaan. Hoewel daarvoor talrijke verklaringen te geven zijn - zoals het persoonlijke en positieve contact tussen patiënt en die professional - geeft dit toch te denken. Dat iedereen zonder begeleiding kan is een ongenuanceerde conclusie, maar deze situaties geven wel aan dat nut en noodzaak van het langdurige contact niet altijd kritisch worden beoordeeld door patiënt en professional.

Langdurige contacten

Eerder beschreven we sociaal-psychiatrische begeleiding als zorg die geboden wordt aan mensen met ernstige en langdurige problematiek die minimaal twee jaar in psychiatrische zorg zijn. Als we het hebben over langdurige begeleiding, dan houden we dezelfde periode van twee jaar aan. Begeleiding heeft in potentie uitsluitend voordelen: goed geschoolde professionals helpen psychiatrische cliënten die zich moeilijk zelf kunnen redden. Langdurige hulp draagt echter ook risico's in zich. Het grootste risico is dat vanzelfsprekendheid en gewoonte gaan overheersen. In tabel 1.2 wordt duidelijk dat niet de langdurigheid op zichzelf problematisch is, maar de mate van (of het gebrek aan) regelmatig evaluatie op nuttigheid en noodzakelijkheid. Met de term mandaat bedoelen we de overeenkomst tussen patiënt en professional over hoe de vorm van de begeleiding is, welke doelen de begeleiding heeft en op welke manier deze doelen bereikt moeten worden.

Twee partijen

Vanwege het vaak niet-stoornisspecifieke karakter van begeleidingscontacten (Koekkoek, 2004b) en de lange duur ervan, wordt de werkrelatie tussen cliënt en hulpverlener belangrijker. De wijze waarop patiënt en professional met elkaar de relatie definiëren, is van groot belang. Langdurige problemen zijn moeilijk te verdragen, zowel voor degene die eraan lijdt, als voor degene die geacht wordt te helpen. Het gebrek aan vooruitgang kan frustrerend zijn en een sterke weerslag hebben op de werkrelatie. Hoewel zeker niet per definitie het geval, kan samenwerking gemakkelijk ontaarden in te veel saamhorigheid, maar ook in strijd. Cliënt en hulpverlener kunnen het langdurige contact tot een exclusieve aangelegenheid maken: de cliënt is ervan over-

Tabel 1.3 Langdurige behandeling, begeleiding en zorg met en zonder mandaat (bron: Koekkoek, 2006).

	Langdurige behandeling	Langdurige begeleiding	Langdurige zorg
Met helder(e) mandaat of overeenkomst	verandering van denken, voelen en/of handelen richting een vooraf bepaald doel	leren omgaan met beperkingen, waarbij aandacht voor evenwicht tussen autonomie en afhankelijkheid	hulp ontvangen bij onmogelijkheden, aandacht voor evenwicht tussen autonomie en afhankelijkheid
Zonder helder(e) mandaat of overeenkomst	herhaalde verlenging van het contact op basis van steeds nieuwe wensen of doelstellingen	eindeloos contact op basis van gewoonte en handicapmodel	overname van verantwoordelijkheden en taken op basis van gewoonte en handicapmodel

tuigd dat alleen deze hulpverlener kan helpen en de hulpverlener is ervan overtuigd dat alleen hij deze cliënt kan bijstaan. Inmenging van buitenaf (systeemleden of collega's) wordt moeilijker verdragen en soms zelfs gesaboteerd. Argument is vaak de bijzonderheid van de relatie, die geschaad zou worden door derden, wat onverdraaglijk voor het tweetal zou zijn.

In dergelijke gevallen mogen we spreken van een collusie: een 'onbewuste samenzwering tussen partners' en 'een heimelijke verstandhouding (...) tussen twee of meer personen om het gedeelde eigenbelang te doen prevaleren boven al het andere' (Willi, in Hanneman, 2005). Deze krachtige termen, deels ontleend aan het originele gebruik van het woord in de ambtenarij en politiek, zijn iets te sterk voor de context van langdurige begeleidingscontacten. Ze geven echter wel de cruciale elementen van een collusie weer: deels heimelijk, deels onbewust en gericht op het gezamenlijke eigenbelang. In langdurige contacten omvat dat gedeelde belang verschillende aspecten: behoud van exclusiviteit van de relatie en behoud van het geloof in een wonderbaarlijke genezing, waarmee een al dan niet pijnlijk afscheid vermeden wordt. Dit afscheid zou de betrokkenen het gevoel kunnen geven gefaald te hebben, alleen verder te moeten en niet langer dicht verbonden met die bijzondere ander te zijn. In tabel 1.3 worden in enigszins dramatische termen enkele verschillende relatievormen beschreven met bijbehorende elementen.

– *Aangename collusie.* Hierbij gaat het om een soort wederzijdse gijzeling, met goedvinden van beide partijen. Het contact is leuk en gezellig, met de cliënt gaat het (meestal) goed en de hulpverlener is een vriendelijke metgezel. Doorgaans gaat dit soort gesprekken niet werkelijk meer over psy-

Tabel 1.3 Typen relaties in langdurige sociaal-psychiatrische begeleiding (bron: Koekkoek, 2006)

	Typische problematiek	Noodzaak contact	Regie over contact	Moeite met contact	Rol cliënt	Rol hulpverlener
Aangename collusie	angst of depressie (deels) in remissie	laag	beiden	geen van beiden	gezellige gesprekspartner	vermijdende vriend(in)
Angstige collusie	angst en afhankelijkheid	laag (?)	cliënt	hulpverlener	praatgrage piekeraar	lijdzame luisteraar
Samenwerking	chronisch probleem met periodes van acute nood	wisselend	wisselend	geen van beiden	zorgvuldige zorgvrager	bewuste begeleider
Antagonistische collusie	paranoïde psychose	hoog	hulpverlener	cliënt	zorgwekkende zorgmijder	assertieve aanpakker
Ambivalente collusie	ernstige borderlinestoornis	hoog (?)	geen van beiden	beiden	dramatische dwingeland	dappere doorzetter

chiatrische problematiek, maar over dagelijkse dingen. Deze kunnen met enige fantasie nog wel aan psychische klachten (somberheid, gebrek aan zelfvertrouwen, moeite in de omgang met anderen) worden gekoppeld, maar de ernst is er wel af. Beide partijen zijn hier zowel leidend als lijdend voorwerp, omdat ze gezamenlijk 'kiezen' voor deze vorm.
- *Angstige collusie*. Deze relatie stelt de cliënt meer in een leidende en de hulpverlener in een lijdende positie. De cliënt heeft duidelijk behoefte en nood aan de gesprekken, die voornamelijk gebruikt worden om te klagen en niet om iets te veranderen. De hulpverlener heeft het gevoel dat de gesprekken wel gestopt kunnen worden, ware het niet dat de cliënt zich hiertegen fel kan verzetten en de zaken weleens faliekant kunnen mislopen. Deze confrontatie wordt uit angst vermeden, ten koste van de nodige irritatie.
- *Samenwerking*. Bij deze relatie is er sprake van een optimale situatie. Hoewel de begeleiding langdurig van aard kan zijn, is er geen sprake van vanzelfsprekendheid en gewenning maar staan beiden regelmatig stil bij de aard en inhoud van het begeleidingscontact.
- *Antagonistische collusie*. Hierbij heeft de hulpverlener de regie en lijdt de cliënt onder zijn of haar enthousiasme. De cliënt wil geen hulp, maar uiteenlopende omstandigheden (zoals teleurgang, visie op zorg en autonomie, maatschappelijke druk) maken dat de hulpverlener toch assertief in actie komt om hulp te bieden. Ondanks de hoge noodzaak van psychiatrische bemoeienis is het belangrijk te blijven streven naar een meer afgewogen begeleidingscontact (zoals in voorgaande relatie) waarin beide partijen niet

als tegenstanders tegenover elkaar staan. De eerder beschreven bemoeizorg past in feite het beste bij deze relatie, al is daarin wel het expliciete doel te komen tot een samenwerkingsrelatie.
- *Ambivalente collusie.* Ook dit is een relatie die door beide partijen wordt geïnitieerd, ditmaal met een hoge urgentie. De cliënt doet soms een krachtig beroep op de hulpverlener en blijft dan weer tijdenlang weg. De hulpverlener voelt zich verantwoordelijk en verplicht om in te grijpen. Beiden houden elkaar gevangen: wanneer het de cliënt slecht gaat moet de hulpverlener handelen, wanneer het de cliënt goed gaat (en geen contact opneemt) zal de hulpverlener zich afvragen wat er mis is en ook in actie komen. Beiden staan ambivalent tegenover de intensiteit van het contact, maar dit te verminderen blijkt moeilijk.

De relatie centraal?

Er bestaat dus een zeker risico dat in langdurige begeleidingscontacten de hulpverleningsrelatie belangrijker wordt dan de toestand, wensen en noden van de cliënt. Tegelijkertijd is dit een grote kans: de therapeutische relatie bepaalt immers een groot deel van de effectiviteit van hulpverlening (Lambert, 2004). Dit gaat echter vooral op wanneer het contact, naast een relationele component, ook een inhoudelijke component heeft. Frank en Frank (1991) noemen dit een geloofwaardige rationale, die zowel de problemen verklaart als er een logische oplossing voor heeft. In alle bestaande therapeutische modellen is zo'n rationale waarneembaar, al is het maar in de meest basale vorm.

Begeleidingscontacten ontbreekt het helaas vaak aan een rationale; zij worden gestuurd door de 'hier en nu'-situatie. Gaat het goed met de cliënt dan is dat mooi, gaat het niet goed dan wordt er ingegaan op het probleem van dat moment. Door enerzijds het gebrek aan een duidelijke rode lijn en anderzijds het type cliënt dat voor begeleiding in aanmerking komt (meestal mensen met veel complexe problemen en weinig regelmaat en ritme), lukt het vaak niet om meer structureel te werk te gaan. Daardoor zit er weinig inhoudelijke lijn in begeleidingsgesprekken en kan de werkrelatie steeds centraler komen te staan. Bij het ontbreken van een duidelijke koers, zowel wat betreft de inhoud van de hulpverlening als de duur en intensiteit ervan, ligt gewoontegedrag op de loer. Bij cliënt en hulpverlener kan het idee ontstaan dat het contact ongelimiteerd is: overal kan over gesproken worden, op elke manier en op elk moment. Ook kunnen beiden gaan geloven dat het contact niet meer beëindigd of afgebouwd zal worden. Er kunnen zich immers steeds weer thema's voordoen die van belang lijken om te bespreken.

In deel II van dit boek beschrijven we een fasemodel met een aantal vorm- en inhoudelementen die kunnen voorkomen dat dit fenomeen ontstaat. In deel III beschrijven we bovendien een theoretische onderbouwing voor bovengenoemd fenomeen in langdurige contacten.

Doel van sociaal-psychiatrische begeleiding

In het voorgaande kwam al een paar keer de doelstelling van sociaal-psychiatrische begeleiding langs. Sociaal-psychiatrische begeleiding:
- richt zich op zowel het oplossen van praktische problemen, het voorkomen van achteruitgang, als het veranderen van niet-effectieve gedragingen;
- houdt zich bezig met het leren omgaan met beperkingen en het benutten van mogelijkheden;
- heeft herstel, integratie en participatie als doelen.

Blijkbaar is het niet gemakkelijk om eenduidig een doel van begeleiding te formuleren. Dit heeft alles te maken met het (psycho)sociale aangrijpingspunt van begeleiding. Het gaat immers niet om het verminderen van klachten en symptomen, maar om een toename van de mogelijkheden ermee om te gaan ('coping'). Dit omgaan met beperkingen en het benutten van mogelijkheden kan leiden tot een verbeterd of gestabiliseerd sociaal functioneren en een betere kwaliteit van leven (iets dat 'herstel' genoemd kan worden, al heeft dit woord ook nog veel andere betekenissen). Op nog weer wat abstracter niveau resulteert dat in meer maatschappelijke integratie en participatie. Deze uitkomsten of doelen liggen duidelijk op verschillende niveaus en soms in elkaars verlengde.

De genoemde elementen combinerend komen we tot de volgende globale doelstelling van sociaal-psychiatrische begeleiding: effectievere omgang met beperkingen ten gevolge van psychiatrische problematiek, en benutting van eigen mogelijkheden, resulterend in een verbeterd interpersoonlijk en sociaal functioneren.

Aanbevolen literatuur

Van Beek (1991). *Tussen zorgen en behandelen*. Wat ouder boekje waarin de beschreven dilemma's van sociaal-psychiatrische begeleiding echter goed staan beschreven.

Morgan en Bhugra (2010). *Introduction to social psychiatry*. Uitgebreid en breed opgezet handboek over theorie en praktijk van sociale psychiatrie.

Thornicroft e.a. (2011). *Oxford textbook of community mental health*. Een al even uitgebreid boek over sociale psychiatrie, vanuit een iets ander perspectief, dat het voorgaande boek deels overlapt en deels aanvult.

Tielens en Verster (2010). *Bemoeizorg: eenvoudige tips voor moeilijke zorg*. Zeer praktisch en toegankelijk boek over de zorg aan oordeelsonbekwame 'moeilijke' patiënten met een psychotische stoornis.

2 Bouwstenen voor sociaal-psychiatrische begeleiding

Sociaal-psychiatrische begeleiding komt als hulpvorm vaak pas in beeld als andere hulp niet slaagt. Bij een combinatie van complexe psychiatrische en sociale problemen (en soms gedragsproblemen en bemoeienis van andere hulpinstanties) is sociaal-psychiatrische begeleiding de hulpvorm van eerste keuze. Hoewel geboden in alle lijnen van de gezondheidszorg, komt ze het meest voor in de tweede en derde lijn. Naast psychiatrische diagnostiek is functionele diagnostiek, vanuit verpleegkunde en sociale psychiatrie, van groot belang. Een benadering waarin zorgbehoeften - hoe lastig te meten ook - de leidraad vormen, biedt op dit moment het meeste houvast. Professionals die sociaal-psychiatrische begeleiding bieden, doen dat bijna altijd samen met anderen. De behandelverantwoordelijkheid ligt vaak bij een andere professional, maar ook deels bij de professional die sociaal-psychiatrische begeleiding geeft. De behandelplanbespreking is vaak de belangrijkste plek waar andere professionals feedback en advies kunnen geven op de begeleiding. De professional moet een aantal strategieën inzetten om de schaarse tijd ook inderdaad te benutten ten behoeve van effectief overleg over de patiënt. Intervisie, supervisie en werkbegeleiding kunnen, mits goed uitgevoerd, nuttig zijn om de deskundigheid van de professional en de kwaliteit van de zorg te vergroten.

2.1 Inleiding

Na de meer theoretische plaatsbepaling in het vorige hoofdstuk, gaan we hier in op de concrete inbedding van sociaal-psychiatrische begeleiding in de geestelijke gezondheidszorg. Achtereenvolgens komen aan bod: de route naar sociaal-psychiatrische begeleiding, de diagnostiek in sociaal-psychiatrische begeleiding, het belang van het sociale systeem en de samenwerking met andere professionals binnen en buiten de ggz.

2.2 Indicatie

Vaak wordt de indicatie sociaal-psychiatrische begeleiding alleen gesteld als iets anders (zoals psychotherapie) niet mogelijk is, zeker bij mensen met niet-psychotische problematiek. De contra-indicaties voor psychotherapie worden dan de indicaties voor sociaal-psychiatrische begeleiding. Hiermee wordt deze hulpvorm wat tekortgedaan, want psychotherapie is niet in alle situaties en voor alle mensen de beste benadering. In een onderzoek op een grote ambulante afdeling waar vooral mensen met niet-psychotische problematiek werden behandeld, deden we een klein onderzoek (Koekkoek, 2004a) en kwamen op de volgende positieve indicaties.

Sociaal-psychiatrische begeleiding is de hulpvorm van eerste keuze wanneer aanwezig zijn:
- ernstige problemen in het dagelijks functioneren (zoals slaap-waakpatroon, voedingspatroon, financiële situatie, huisvesting, middelengebruik, gevoeligheid voor psychiatrische crisis);
- problemen op verschillende levensgebieden (zoals school en werk, sociale contacten, vrijetijdsbesteding, maatschappelijke integratie);
- ernstige psychiatrische of persoonlijkheidsproblematiek;
- randcrimineel en antisociaal gedrag, waarbij betrokkenheid van justitie (nog) niet aan de orde is;
- al langer bestaande problematiek waarvoor eerder psychotherapie niet (voldoende) geholpen heeft;
- (verwachte) betrokkenheid van verschillende partijen (zoals andere hulpverleners, instanties);
- (verwachte) matige motivatie en therapietrouw;
- (verwacht) positief effect van 'normalisering' van de klachten.

De enige contra-indicatie is de aanwezigheid van duidelijk omlijnde psychiatrische problematiek waarvoor een effectieve (standaard)behandelmethodiek bestaat.

2.3 Route naar sociaal-psychiatrische begeleiding

Sociaal-psychiatrische begeleiding wordt geboden in alle lijnen van de ggz, al komt de begeleiding van mensen met ernstige en langdurige problematiek meer voor in de tweede en derde lijn. Tegelijkertijd moeten we ons realiseren dat heel veel psychiatrische problematiek wordt behandeld en begeleid in de eerste lijn: door huisartsen, maatschappelijk werkenden en praktijkondersteuners ggz. Schematisch weergegeven ziet de verdeling tussen eerste, tweede en derde lijn er ongeveer uit als in tabel 2.1. Hierbij merken we op dat

Tabel 2.1	Sociaal-psychiatrische begeleiding in de verschillende lijnen van de gezondheidszorg		
Locatie	Eerste lijn	Tweede lijn	Derde lijn
Problematiek	kortdurend, langdurend, laagintensief	kortdurend, langdurend, hoogintensief	langdurend, hoogintensief en hoogcomplex (behandelen) of laagintensief (verblijven)
Type professional	huisarts, maatschappelijk werkende, POH-ggz*/ SPV**, eerstelijnspsycholoog	arts of psychiater, SPV, gz- of klinisch psycholoog, psychotherapeut, vaktherapeut	arts of psychiater, SPV, gz- of klinisch psycholoog, psychotherapeut, vaktherapeut
Type hulp	medicamenteus, generalistisch	medicamenteus, diagnosespecifiek, geprotocolleerd klachtgericht	medicamenteus, diagnosespecifiek of doelgroepspecifiek
Aanbieder	huisartspraktijk, vrijgevestigde	nieuwe kleinschalige ggz-aanbieder, integrale ggz-instelling, vrijgevestigde	integrale ggz-instelling
Primaire financiering	zorgverzekering	zorgverzekering, AWBZ	AWBZ, WMO

* POH-ggz: praktijkondersteuner huisartsenpraktijk, specifiek voor geestelijke gezondheidszorg.
** SPV: sociaal-psychiatrisch verpleegkundige.

dit een ideaaltypische schets op het moment van schrijven van dit boek is; de praktijk van de gezondheidszorg verandert snel en constant.

Hierna beschrijven we verder op welke wijze mensen in sociaal-psychiatrische begeleiding in de verschillende lijnen kunnen instromen. We starten daarbij met de momenteel meest voorkomende en meest centrale plek waar sociaal-psychiatrische begeleiding wordt geboden: de tweedelijns-ggz.

Instroom in ambulante begeleiding in de tweede lijn
– *Vanuit de eerste lijn.* Mensen die niet voldoende hebben aan de hulp in de eerste lijn of langer zorg nodig hebben, worden vaak verwezen naar de tweedelijns-ggz. Een deel van deze groep ontvangt behandeling in de tweedelijns-ggz (vaak protocollair en klachtgericht), een ander deel ontvangt sociaal-psychiatrische begeleiding. Dit gebeurt meestal omdat de problematiek niet ontvankelijk, te complex (vooral op sociaal gebied) of potentieel te langdurig voor behandeling lijkt.

- *Vanuit de tweede lijn.* Mensen die een tweedelijnsbehandeling kregen, maar onvoldoende verbeterden of langere zorg nodig hebben, komen in aanmerking voor langerdurende sociaal-psychiatrische begeleiding. Hetzelfde geldt voor mensen die uitvallen uit een tweedelijnsbehandeling (meestal psychotherapie).
- *Vanuit de derde lijn.* Mensen die een derdelijnsbehandeling kregen (bijvoorbeeld in een kliniek of zeer specialistisch ambulant team), maar onvoldoende verbeterd zijn of langer begeleiding hebben, komen in aanmerking voor sociaal-psychiatrische begeleiding. Hetzelfde geldt voor mensen die uitvallen uit een derdelijnsbehandeling (bijvoorbeeld door ontslag uit een behandelkliniek).

Uitstroom uit ambulante begeleiding in de tweede lijn

Om het continuüm te schetsen waarop psychiatrische zorg zich kan afspelen, noemen we hier enkele mogelijkheden. (Voor beëindiging van ambulante begeleiding en uitstroommogelijkheden zie ook hoofdstuk 8.)

- *Uitstroom naar de eerste lijn.* Mensen die langerdurend laagintensieve zorg nodig hebben, kunnen uitstromen naar eerstelijnshulpverleners die deze zorg bieden. Een grote landelijke organisatie doet dat bijvoorbeeld als een vorm van langdurige nazorg (tot maximaal acht gesprekken per jaar). Terugkeer naar de huisarts is natuurlijk ook mogelijk. In beide gevallen is het belangrijk om vooraf te overleggen met de eerstelijnshulpverleners.
- *Uitstroom naar de tweede lijn.* Mensen die gedurende sociaal-psychiatrische begeleiding toch in staat blijken te zijn (of raken) om een specifieke tweedelijnsbehandeling te volgen, kunnen daarheen uitstromen. Dit kan bijvoorbeeld wanneer de sociale problemen minder geworden zijn of de mogelijkheden van de patiënt zijn toegenomen om geregeld naar afspraken te komen en huiswerkopdrachten te maken.
- *Uitstroom naar de derde lijn.* Mensen die gedurende sociaal-psychiatrische begeleiding meer intensieve, meer beschermende of meer specialistische zorg nodig blijken te hebben, kunnen uitstromen naar de derde lijn.
  Een opname, kort- of langdurend, kan noodzakelijk zijn. Maar ook een specialistische deeltijd- of intramurale behandeling voor depressie of persoonlijkheidsproblematiek behoort tot de mogelijkheden. Specialistische ambulante zorg (zoals ACT) kan eveneens onder een verwijzing naar de derde lijn gerekend worden.

Samenvattend: er zijn verschillende mogelijkheden om in en uit ambulante zorg te komen. De toegang tot de eerstelijnsbegeleiding vanaf elders is hier niet uitgebreid beschreven, maar deze gaat doorgaans via de huisarts of een andere eerstelijnshulpverlener. Overgangen van eerste naar derde lijn en andersom zijn weinig gebruikelijk; die gaan meestal via de tweede lijn.

2.4 Diagnostiek

DSM en verder

Hoewel er vele vormen van diagnostiek bestaan, is psychiatrische diagnostiek in de ggz toonaangevend. Sinds de introductie van de derde editie van de *Diagnostic and statistical manual of mental disorders* (DSM-III; 1980) is duidelijk omschreven aan welke criteria psychiatrische stoornissen moeten voldoen om als zodanig benoemd te worden. De DSM komt voort uit de onderzoekswereld: er was dringend behoefte aan meer eenduidigheid over wat verschillende wetenschappers en clinici verstaan onder bijvoorbeeld de term schizofrenie of depressie. Dit classificatiesysteem, de Research Diagnostic Criteria, had tot doel de betrouwbaarheid van psychiatrische diagnostiek te vergroten (Horwitz, 2002). Als iedereen hetzelfde verstaat onder schizofrenie, wordt het vanzelfsprekend veel beter mogelijk om bijvoorbeeld Amerikaans, Engels, Nederlands en Japans onderzoek met elkaar te vergelijken.

Vanaf 1980 werd de DSM - die overigens veel meer stoornissen bevat dan de oorspronkelijke Research Diagnostic Criteria - steeds meer gebruikt in de klinische praktijk. Daarmee vervaagde het onderscheid tussen een individuele diagnose en een algemene DSM-classificatie. Tegenwoordig is de DSM, waarvan in 2013 de vijfde versie is voorzien, niet meer weg te denken uit de ggz. De diagnostische categorieën in de DSM zijn richtinggevend voor de organisatie van de patiëntenzorg, de financiering van behandeling en begeleiding, het wetenschappelijk onderzoek en de richting van het veld als geheel.

Een van de belangrijke kritiekpunten op de DSM is de beperkte validiteit van de diagnostische categorieën. Validiteit betekent hier dat hetgeen dat wordt vastgesteld aan de hand van de criteria, ook daadwerkelijk het probleem of de stoornis is waar het om gaat. Of korter gezegd: is wat wij bijvoorbeeld schizofrenie noemen echt een ziekte of is het een verzameling van schijnbaar samenhangende symptomen die we alleen maar de naam schizofrenie hebben gegeven? Het wetenschappelijk debat wordt hierover de laatste jaren scherp gevoerd en critici lijken steeds meer terrein te winnen (o.a. Van Os, 2009).

Een ander (meer praktisch) kritiekpunt is dat een classificatie op zichzelf nog geen informatie geeft over iemands gezondheidstoestand, problemen en mogelijke zorgbehoeften. Ook blijven diens sociale omgeving en persoonlijkheid bijna volledig buiten beschouwing. Een classificatie van een psychiatrische stoornis op as I van de DSM is vaak onvoldoende om een begeleidingscontact vorm te geven. As II zegt weliswaar iets over de persoonlijkheid van het individu, maar uitsluitend in stoornisgerichte termen; hetzelfde geldt voor de somatische as III. De meer psychosociaal georiënteerde assen IV (psychosociale problemen) en V (GAF-score) geven enige informatie over iemands sociale omgeving en psychosociaal functioneren, maar worden doorgaans weinig gebruikt na het opstellen van een DSM-classificatie. Om een behandeling of begeleiding in te richten, is dus meer nodig dan alleen een DSM-classificatie. De vraag is echter welke vorm van diagnostiek dat moet zijn.

Andersoortige diagnostiek

Verschillende academische en klinische disciplines hebben hun eigen vorm van diagnostiek ontwikkeld. Zo bestaat er allerlei psychologische diagnostiek, uiteenlopend van volledig gestructureerde vragenlijsten, neuropsychologische tests tot diepte-interviews over de persoonlijkheid. Maar er bestaat ook vaktherapeutische en verpleegkundige diagnostiek. Uiteindelijk is het doel van alle diagnostiek om *a* een beeld van de patiënt te krijgen, en/of *b* een aanknopingspunt voor behandeling of begeleiding te vinden, en/of *c* een prognose voor de toekomst te geven.

Welke diagnostiek noodzakelijk is, is sterk afhankelijk van het doel of aangrijpingspunt van de ggz-hulp. In sociaal-psychiatrische begeleiding, waarover we het in dit boek hebben, is het uiteindelijke doel vaak optimaal interpersoonlijk en sociaal functioneren. Dat is een ander doel dan het wegnemen van symptomen of het genezen van stoornissen (zie ook hoofdstuk 1) en daarmee ontstaat behoefte aan een ander soort diagnostiek. Niet het vaststellen van stoornissen of het tellen van symptomen is het meest belangrijk, maar het vaststellen en begrijpen van problemen in het dagelijks leven. Dergelijke problemen liggen doorgaans op de bekende levensgebieden: relaties en vriendschappen, wonen, werk en opleiding, dagbesteding, inkomen, enzovoort. In het kader van sociaal-psychiatrische begeleiding is het vooral belangrijk om te weten welke problemen of beperkingen de cliënt ervaart op deze gebieden, ten gevolge van psychiatrische problematiek.

Hoewel niet voor de hand liggend, gebeurt het wel dat mensen zonder (ernstige) psychiatrische problematiek in de ggz terechtkomen. Hulp bij problemen op deze levensgebieden is hun mogelijk zeer welkom maar om voor ggz-hulp in aanmerking te komen, moet er wel een psychiatrische stoornis aanwezig zijn. Zo niet, en is professionele hulp wel noodzakelijk, dan is hulp door het maatschappelijk werk geïndiceerd.

In het voorgaande hebben we duidelijk gemaakt waarover diagnostiek in sociaal-psychiatrische begeleiding voornamelijk gaat. Hierna zullen we een aantal diagnostische methoden aanreiken die hierbij nuttig kunnen zijn. Eerst zeggen we nog iets over de plaats van diagnostiek in het algemeen in sociaal-psychiatrische begeleiding. Om te beginnen met sociaal-psychiatrische begeleiding is een DSM-classificatie of psychiatrische diagnose een voorwaarde, gevolgd door zogenaamde functionele diagnostiek. Hoewel meer diagnostiek welkom en soms noodzakelijk is, zien we deze (bijvoorbeeld een psychologisch onderzoek) toch vooral als aanvullend.

Functionele diagnostiek vanuit de verpleegkunde

In de verpleegkunde en andere vakgebieden bestaat een lange traditie van het vaststellen van beperkingen in het functioneren van patiënten met een ziekte of stoornis; de zogenaamde functionele diagnostiek. Vooral de functionele gezondheidspatronen van Gordon (1994) zijn in de (psychiatrische) verpleegkunde populair. In deze benadering worden gezondheidsgebieden gescreend op mogelijke problemen, die dan kunnen worden vertaald naar doelen en interventies. Een andere benadering baseert zich op standaardverpleegkundige diagnosen, zoals opgesteld door de North Amercian Nursing Diagnosis Association (NANDA). In een recente herdruk van een populair boek over verpleegkundige diagnostiek in de psychiatrie (Townsend, 2009) worden deze NANDA-diagnosen gekoppeld aan DSM-categorieën, resulterend in een aantal standaardverpleegplannen bij specifieke stoornissen.

Deze twee benaderingen hebben voor- en nadelen. Gordons gezondheidspatronen zijn breed, toegankelijk en behoorlijk compleet. Ze zetten de hulpverlener aan tot het stellen van vragen aan de cliënt en tot zelf nadenken over mogelijke problemen. Veel van de elf patronen zijn echter erg somatisch georiënteerd, waardoor de diepgang in de psychiatrische diagnostiek vaak beperkt blijft.

De standaarddiagnosen van de NANDA en Townsend zijn toegankelijk, eenvoudig en makkelijk te gebruiken. De koppeling met de DSM-categorieën maakt het mogelijk om snel met een set diagnosen te komen. Echter, het risico is groot dat de cliënt te weinig in het diagnostisch proces betrokken wordt en dat deze (als functioneel beoogde) diagnostiek verwordt tot een DSM-achtig classificatiesysteem. Dit is sowieso een van de fundamentele problemen met de huidige verpleegkundige diagnostiek. Er ligt een grote nadruk op het zoeken naar problemen; door de professional als expert en deskundige, met de cliënt in een afwachtende of zelfs afhankelijke positie (o.a. Schout, 1999). Ook is er vaak meer aandacht voor de diagnose en de interventie dan voor het doel.

Functionele diagnostiek vanuit de sociale psychiatrie

Los van ontwikkelingen in de verpleegkunde ontwikkelde zich in de sociaal-psychiatrische traditie een functionele diagnostiek via het concept zorgbehoefte. De basis daarvan ligt in Groot-Brittannië, waar het begrip 'care need' wordt gebruikt, dat eigenlijk accurater vertaald zou zijn met de term zorgnood of zorgnoodzaak dan met zorgbehoefte. We schetsen hierna in het kort enkele instrumenten voor de vaststelling van zorgbehoeften, om in de volgende paragraaf de praktische bruikbaarheid ervan te bespreken.
- *MRC Needs for Care Assessment* (NFCA; Brewin e.a., 1987). Dit oudste instrument bestaat uit de afname van een aantal gestandaardiseerde vragenlijsten en interviews. Professionals moeten daarna multidisciplinair beoordelen welke 'needs' er zijn en in welke mate eraan tegemoetgekomen wordt of niet. De gebruikte instrumenten vragen niet rechtstreeks naar zorgbehoeften, maar leiden deze onder meer af uit het psychiatrisch beeld en het sociaal functioneren.
- *Camberwell Assessment of Needs* (CAN; Phelan e.a., 1995). Dit goed bekende en onderzochte instrument vraagt, in tegenstelling tot de NFCA, patiënten en anderen rechtstreeks (en vrij uitgebreid) naar hun behoeften op 22 zorggebieden. De CAN is vertaald en gevalideerd in veel Europese landen (o.a. Nederland) en kent zowel een patiënten- als een professionalsversie. De laatste wordt het meest gebruikt in de praktijk. (Voor de korte versie CANSAS zie bijlage 4).

– *2-COM* (Van Os e.a., 2002, 2004). Dit instrument, van Nederlandse komaf maar internationaal ontwikkeld en toegepast, bestrijkt negentien zorggebieden, steeds door het stellen van twee vragen per gebied. De 2-COM heeft, zoals de titel al suggereert, als doelstelling de wederzijdse communicatie tussen patiënt en professional te vergroten.

Er zijn nog meer Nederlandse instrumenten, zoals de Zorgaanbod/Zorgvraagschaal (ZAS/ZVS; Van der Werf, 1994) en de Zorgbehoeftenlijst (ZBL; Kroon, 2003). Van bovengenoemde instrumenten zijn er vier (CAN/CANSAS, 2-COM, ZAS/ZVS en ZBL) beschikbaar in het Nederlands.

In veel gevallen is het onderzoek naar de kwaliteit en bruikbaarheid van de lijsten vooral gebeurd onder patiënten met een psychotische stoornis. Op alle lijsten is wel iets aan te merken: zo is de CAN ingewikkeld en tijdrovend, valt de scoring van de CANSAS lastig te uniformeren, heeft de 2-COM een beperkt aantal items en is de ZAS/ZVS vooral bedoeld voor de intramurale setting, terwijl de ZBL juist weer erg breed en gedetailleerd is.

Het grootste probleem met alle lijsten waarbij de overeenstemming tussen patiënt en professional is onderzocht, is het consequente gebrek daaraan. In bijna alle onderzoeken scoren patiënten andere en een ander aantal zorgbehoeften dan de professional voor hen doet. De instrumenten die beogen tot een 'objectieve' vaststelling van zorgbehoeften te komen (de niet in het Nederlandse beschikbare NFCA en CNS), doen dat in nog sterkere mate ten koste van de overeenstemming met de patiënt. Die ervaart andere behoeften dan de professional of wil werken aan andere problemen. Dit is problematisch, aangezien overeenstemming over de inhoud van de behandeling een belangrijke voorspeller is van het succes ervan. De ontwikkelaars van de 2-COM maakten van deze nood een deugd door het instrument vooral te gebruiken als middel om het gesprek tussen patiënt en professional te stimuleren (Van Os e.a., 2004).

Diagnostiek in sociaal-psychiatrische begeleiding

Diagnostiek is noodzakelijk in sociaal-psychiatrische begeleiding. Naast de DSM-classificatie, te stellen door een arts, gz-psycholoog, psychotherapeut of verpleegkundig specialist (Wet BIG, artikel 14), is er behoefte aan functionele diagnostiek. Deze diagnostiek blijkt nog niet zo eenvoudig goed en valide uit te voeren. Zowel bij de verpleegkundige als de sociaal-psychiatrische diagnostiek speelt het probleem van de deskundige professional, die anders tegen de zaken aankijkt dan de patiënt. Doordat enkele zorgbehoeftenlijsten echter wel beide gezichtspunten in beeld brengen, wordt de discrepantie beter zichtbaar en ontstaat er meer ruimte voor overleg en discussie.

In hoofdstuk 6 komen we terug op het gebruik van een zorgbehoeftenvragenlijst (de CANSAS) in de begeleiding zelf. Aan een aantal van de nadelen van dergelijke lijsten in het algemeen, en van deze in het bijzonder, wordt tegemoetgekomen.

2.5 Verantwoordelijkheid en samenwerking

Sociaal-psychiatrische begeleiding wordt zelden in een vacuüm geboden. Vaak zijn er andere professionals bij betrokken en wordt de zorg geboden onder de vlag van een groter verband (zoals een afdeling of instelling). In deze paragraaf behandelen we daarom een aantal thema's die samenhangen met samenwerking: behandelverantwoordelijkheid, samenwerken met een collega en samenwerken in een team.

Behandelverantwoordelijkheid

De hier bedoelde sociaal-psychiatrische begeleiding is een vorm van psychiatrische zorg, die altijd onder verantwoordelijkheid moet plaatsvinden van een BIG-geregistreerde professional die bevoegd en bekwaam is om behandelverantwoordelijkheid te dragen. In de langdurige zorg is die professional meestal een arts of psychiater maar kan ook een gz-psycholoog of -psychotherapeut zijn. In toenemende mate dragen verpleegkundigen die geregistreerd zijn als verpleegkundig specialist artikel 14 zelf behandelverantwoordelijkheid. In het laatste geval is het ook denkbaar dat de verpleegkundig specialist zowel zorgt voor de sociaal-psychiatrische begeleiding en medicamenteuze behandeling als behandelverantwoordelijkheid draagt. We denken niet dat het verstandig is om deze functies door een enkele persoon te laten uitvoeren, maar de onderzoeksuitkomsten hierover zijn niet eenduidig (voor een uitgebreidere bespreking zie hoofdstuk 9).

Ook al heeft degene die de sociaal-psychiatrische begeleiding uitvoert geen behandelverantwoordelijkheid, hij is wel verantwoordelijk voor en aanspreekbaar op dat deel van de zorg dat hij zelf biedt. Het gaat dan onder meer om het opstellen van een behandelplan, het inschakelen van de behandelverantwoordelijke als dat noodzakelijk is en het bieden van kwalitatief goede begeleiding in het algemeen. (Voor een uitgebreidere bespreking van dit grijze gebied zie o.a. Koekkoek, 2005.) In geval van een aantal behandelingen zijn er weinig grijstinten en is het duidelijk: een psychiater mag in principe alle somatische en psychotherapeutische behandelingen uitvoeren waarvoor hij bevoegd en bekwaam is. Een gz-psycholoog is bevoegd om een aantal psychotherapieën te bieden, de psychotherapeut kan en mag er vaak meer aanbieden; dat is afhankelijk van opleiding en ervaring. Het voorschrijven van medicatie, een vorm van somatische behandeling, is niet meer uitsluitend het terrein van de arts of psychiater, ook verpleegkundig specialisten mogen dit doen. Op dit moment is nog onduidelijk of en welke psychotherapieën verpleegkundige specialisten zullen uitvoeren in de toekomst. Bekwaamheid zal hierin een belangrijke rol spelen.

Samenwerken met een behandelverantwoordelijke

Een professional die sociaal-psychiatrische begeleiding biedt, zal vaak moeten samenwerken met een arts of psychiater om de behandelverantwoordelijkheid goed te organiseren. Dat is zeker nodig wanneer de patiënt medicatie

gebruikt, wat meestal het geval is bij ernstige en langdurige problematiek. Deze samenwerking kan natuurlijk ook met een huisarts of andere specialist gestalte krijgen, mits goed georganiseerd. Het is belangrijk dat de professional rekening houdt met de volgende aspecten.
- Respecteer en gebruik elkaars deskundigheid. Het is niet effectief om elkaar te beconcurreren, want een ieder heeft eigen kwaliteiten.
- Zorg er voor dat er slechts één behandelplan is: dat van deze hulpverlener en de cliënt, gezien, aangevuld en ondertekend door de behandelverantwoordelijke. Hiermee wordt verwarring voorkomen.
- Zie erop toe dat de patiënt regelmatig contact houdt met de behandelverantwoordelijke. Hierdoor blijft in ieder geval de behandelverantwoordelijkheid en mogelijk ook de kwaliteit van zorg in stand en wordt voorkomen dat alleen degene die sociaal-psychiatrische begeleiding biedt verantwoordelijk wordt voor de continuïteit.
- Laat patiënt en behandelverantwoordelijke zelf afspraken maken over hun deel van de behandeling, zeker in geval van medicatie. Hiermee wordt voorkomen dat de professional die sociaal-psychiatrische begeleiding biedt achter anderen aan moet, bijvoorbeeld om medicatie te verkrijgen voor de patiënt.
- Stem regelmatig af met de behandelverantwoordelijke, hetzij in het behandelteam, hetzij met zijn tweeën, en bij voorkeur met de patiënt erbij. Hiermee wordt ruis in de driehoek van patiënt en twee professionals voorkomen.

Samenwerken met een collega: gedeelde zorg

In sommige organisatievormen - zoals ACT en, in mindere mate, FACT - is het gebruikelijk om de caseload te delen, in andere veel minder. In 'clinical casemanagement'-teams, sociale verslavingszorgteams, poliklinieken en veel andere plekken werken ambulante begeleiders vaak solistischer. Dat kan belastend zijn, zeker als een cliënt een dringend beroep doet op een professional. Ook kan de werkrelatie met iemand zo complex zijn, dat het prettig is om het samen met een ander te doen. Of als er zoveel dingen geregeld en georganiseerd moeten worden, dat extra hulp nodig is.

In drie gevallen kan samen zorg bieden dus prettig zijn:
- wanneer continuïteit gewenst is;
- wanneer het contact emotioneel belastend is;
- wanneer (specialistische) hulp nodig is bij praktische zaken.

In het eerste en laatste geval is de hulp vooral van praktische aard en meestal redelijk gemakkelijk te organiseren. Het betrekken van een collega in de lopende directe begeleiding is complexer maar wel potentieel zinvol en risicovol. Als de twee begeleiders het onderling eens zijn over de te volgen koers en regelmatig met elkaar overleggen, is er niets aan de hand. Als ze daarentegen duidelijk verschillende visies hebben, kan de cliënt hier tussen komen te zitten.

Daarnaast hebben cliënten ook hun voorkeuren en kan het zijn dat ze de ene hulpverlener idealiseren en de andere diskwalificeren. In dergelijke gevallen kan de gezamenlijke begeleiding juist veel nieuwe emotionele belasting opleveren voor alle partijen. Bij mensen met zeer ernstige persoonlijkheidsproblematiek lijkt bijvoorbeeld een teambenadering het meest passend (Bateman & Fonagy, 2004), in andere gevallen kan een behandeling met een arts en één of twee begeleiders ook goed werken (o.a. Busch & Gould, 1993; Gunderson, 2001).

Samenwerken in een multidisciplinair team

Veel hulpverleners werken in een multidisciplinair team dat doorgaans bestaat uit verpleegkundigen, psychologen en artsen of psychiaters, en elkaar vooral spreekt tijdens de behandelbespreking van individuele patiënten. Afhankelijk van de setting kunnen ook vaktherapeuten, maatschappelijk en agogisch werkenden, ervaringsdeskundigen en andere professionals er deel van uitmaken. Het is afhankelijk van de setting in welke mate de leden van een multidisciplinair team elkaars patiënten kennen. In een ACT-team met een kleine caseload en een laagdrempelige inloop is vaak elke patiënt bij iedereen bekend, terwijl op een grote poli de professional die sociaal-psychiatrische begeleiding biedt soms de enige is die de patiënt kent.

Beide varianten hebben voor- en nadelen. Is de patiënt bij iedereen bekend, dan volstaat een korte introductie en kan vlot met de behandelbespreking gestart worden. Die kan echter behoorlijk chaotisch en ineffectief verlopen, doordat iedereen wel iets over de patiënt te melden heeft. In de andere situatie moet de patiënt vaak uitgebreider geïntroduceerd worden en dient de reden van inbrengen, het dilemma of de vraag scherp geformuleerd te worden. Dat kost tijd, maar daarna kan men ook gericht bespreken waarom het gaat.

Behandelplanbespreking

De multidisciplinaire behandelplanbespreking is vaak erg belangrijk voor de professional die (tamelijk solistisch) sociaal-psychiatrische begeleiding biedt aan cliënten met vaak complexe problematiek. Meestal is deze bespreking de enige gelegenheid waarin officieel tijd is gereserveerd om patiënten te bespreken met anderen. Hoewel veel in kleiner verband en in de wandelgang afgesproken kan worden, is het toch regelmatig nodig om dat (ook) in groter verband te doen. Deze vergaderingen zijn vaak echter weinig effectief en efficiënt, zoals door Stoffer (2001) even grappig als trefzeker is beschreven. Het is de gewoonte dat een individuele professional een patiënt ter bespreking inbrengt. Daarvoor zijn grofweg drie redenen:
– om het behandelplan bij aanvang te bespreken;
– om de voortgang van het behandelplan te bespreken (wettelijk is vastgelegd dat dit periodiek moet gebeuren);
– vanwege (acute) problemen of dilemma's in de behandeling.

De eerste twee redenen zijn te omschrijven als regulier en hebben geen grote urgentie, de derde is acuut en is wel urgent. In alle gevallen heeft het multidisciplinaire team een adviserende maar ook toetsende functie ten opzichte van de individuele professional. Deze functies of rollen lopen vaak door elkaar, hetgeen de kwaliteit van de bespreking en besluitvorming niet ten goede komt. Hier volgt een voorbeeld.

Meneer Alberts

Een hulpverlener brengt de 52-jarige meneer Alberts in, die depressief is en kampt met persoonlijkheidsproblematiek. Hij is onlangs werkeloos geworden en heeft sindsdien steeds meer problemen met zijn vrouw en (bijna volwassen) kinderen. Directe aanleiding voor de bespreking in het team is een telefoontje van meneer Alberts' echtgenote naar de hulpverlener, waarin zij meedeelde niet meer mee te willen komen naar de gesprekken (wat ze af en toe deed), er geen heil meer in te zien met haar echtgenoot en dringend verzocht om actie van de instelling, omdat ze Alberts anders zou verlaten. De hulpverlener wil graag weten wat zij hiermee aan moet; ze voelt zich nogal onder druk gezet.

Als zij echter de ruimte krijgt om haar patiënt te bespreken, zegt ze heel andere dingen.

Hulpverlener: 'Ik wil graag meneer Alberts inbrengen. Hij is een 52-jarige man met een depressie en persoonlijkheidsproblematiek ...' Vervolgens vertelt ze uitgebreid hoe het laatste jaar met hem is gegaan, zonder de huidige situatie te benoemen en zonder een vraag aan het team te stellen. Bij de teamleden, die niet goed weten waar het verhaal heen gaat, verflauwt de aandacht. Behalve bij de psychiater, die zich deze patiënt niet goed kan herinneren en zich afvraagt of de behandeling wel optimaal is.

Psychiater: 'Welke medicatie gebruikt hij nu voor zijn depressie?'

Hulpverlener: 'Dat weet ik zo niet. Hij krijgt steeds een herhalingsrecept ... Dan moeten we even in het EPD kijken.'

Doordat het EPD traag opent, duurt het lang voordat duidelijk is welk antidepressivum meneer Alberts gebruikt. De dosering is weliswaar adequaat, maar zou nog verhoogd kunnen worden.

Psychiater: 'Ik wil hem graag zien, zodat ik naar de medicatie kan kijken. Hoe vaak zie jij hem?'

Hulpverlener: 'Een keer per twee weken.'

Psychiater: 'Hmm ...'. Hij bladert in zijn agenda. 'Ik zou hem over vier weken kunnen zien. Is dat snel genoeg?'

Hulpverlener: 'Eh ... ja, dat denk ik wel.'

Voorzitter: 'Mooi, kunnen we dan verder met de volgende?'

Commentaar
De hulpverlener bespreekt niet wat zij wilde bespreken. Integendeel, het gesprek komt op medicatie, omdat de behandelend psychiater een suboptimale dosering vermoedt. De bespreking krijgt daardoor een semicontrolerend karakter, zowel ten aanzien van de zorg van de hulpverlener, als van de zorg

van de psychiater. De hulpverlener ziet zich genoodzaakt een aantal toetsende vragen te beantwoorden. De psychiater maakt van de gelegenheid gebruik om haar geheugen op te frissen en een afspraak in te plannen met een 'vergeten' patiënt. De rest van het team doet niet mee aan het gesprek en de vraag van de hulpverlener wordt niet beantwoord; deze wordt zelfs niet gesteld. Het is moeilijk voor te stellen dat dit een bevredigende uitkomst is voor de hulpverlener.

Voor een effectieve samenwerking in een multidisciplinair team, met name in de patiëntenbespreking, kunnen de volgende handvatten gebruikt worden.

- Kondig vooraf duidelijk aan dat je iemand wil bespreken en of dat acuut of regulier is.
- Introduceer de persoon in twee of drie zinnen, zoals hierboven gedaan is. Bijvoorbeeld: 'Meneer Alberts is een 52-jarige depressieve man met persoonlijkheidsproblematiek die onlangs werkeloos is geworden en sindsdien steeds meer problemen heeft met zijn vrouw en (bijna volwassen) kinderen. Directe aanleiding voor deze bespreking is een telefoontje van Alberts' echtgenote. Zij zegt niet meer mee te willen komen naar de gesprekken (wat ze af en toe deed) en er geen heil meer in te zien met haar echtgenoot. Ze verzoekt dringend om actie van de instelling, omdat ze hem anders zal verlaten.'
- Stel een duidelijke vraag aan het team en spreek je verwachtingen uit: 'Ik weet niet zo goed wat ik met deze situatie aan moet. Graag zou ik van jullie adviezen horen hoe te handelen. Ik hoop dat jullie ideeën hebben over hoe ik niet klem kom te zitten tussen meneer Alberts en zijn vrouw.' (Het kan overigens ook legitiem zijn om alleen te vragen om een mogelijke verklaring van dit beloop of om expliciet aan te geven dat er juist geen adviezen gegeven hoeven te worden.)
- Wees niet bang om het gesprek in de richting te sturen die jij wil, als de voorzitter dat niet doet. Het is van belang dat jij na de bespreking verder kunt met de patiënt. Het kan dus nodig zijn om allerlei verdiepende en diagnostische vragen van collega's die de patiënt niet kennen af te kappen: 'Ik weet niet precies hoeveel medicatie hij gebruikt, dat kunnen we later wel opzoeken in het dossier. Ik vind het nu vooral belangrijk een strategie te bepalen naar aanleiding van het telefoontje van zijn vrouw. Wie heeft daar goede ideeën over?'
- Wees niet te snel tevreden met vage suggesties, ook al wil de voorzitter verder en moeten er nog veel andere patiënten besproken worden. Als je de patiënt over een week weer moet bespreken, kost dat meer tijd dan nu nog even doorgaan: 'Nee, nog heel even. Het is me niet helemaal duidelijk wat ik nu het beste kan doen. Iemand zei dat ik zijn vrouw moest terugbellen, een ander zei dat ik ze kost wat kost samen in de kamer moet zien te krijgen. Ik neig naar het laatste, maar hoe pak ik dat aan?'

– Leg vast om op een patiënt of een besluit terug te komen in een van de volgende bijeenkomsten, zodat continuïteit ontstaat.

2.6 Intervisie, supervisie en werkbegeleiding

Vaak blijkt het nuttig en soms noodzakelijk om ggz-professionals te ondersteunen bij de uitvoering van hun werk. Contacten met patiënten kunnen intensief en belastend zijn, samenwerken is vaak lastig en frustrerend en het methodisch en effectief uitvoeren van behandeling, begeleiding of zorg complex. Naast de directe hulp die collega's kunnen bieden in de hierboven besproken behandelplanbespreking of in de wandelgangen, kan het goed zijn om meer gestructureerde vormen van zorg voor medewerkers of kwaliteitsverbetering te gebruiken. We bespreken hier supervisie en intervisie (persoonsgerichte werkvormen) en werkbegeleiding (methodegerichte werkvorm).

Intervisie

Intervisie is een gespreksvorm die gebruikt wordt door mensen die werkzaam of in opleiding zijn op hetzelfde vakgebied. Gespreksonderwerp zijn de werkzaamheden van de betrokkenen en daarin voorkomende problemen. Het doel is vergroting van de deskundigheid van de deelnemers en verbeterde kwaliteit van het werk. Anders dan bij supervisie is er geen hiërarchische situatie waarin iemand de leiding heeft.

Intervisie is een vorm van deskundigheidsbevordering, waarbij mensen collega's vragen mee te denken over vraagstukken en problemen in het eigen werk die te maken hebben met de rol van de professional. Meedenken betekent niet dat collega's oplossingen aandragen, maar dat ze door het stellen van vragen de inbrenger helpen om zelf meer zicht te krijgen op de aard, betekenis en mogelijke oplossingsrichting van het vraagstuk. Intervisie wordt in de ggz vaak gebruikt om problemen rond bepaalde patiënten of in de samenwerking te bespreken. Dat gebeurt vaak in een relatief lage frequentie (eenmaal per vier tot acht weken) en soms in wisselende samenstelling. Hoewel er geen hiërarchische leider bestaat in intervisie, is een gespreksleider of technisch voorzitter wel noodzakelijk. Als de lijn van de bijeenkomst onduidelijk is, is de kans klein dat professionals zich kwetsbaar opstellen.

Veel professionals geven aan behoefte te hebben aan intervisie, maar hebben moeite met de uitvoering ervan. Het bespreken van persoonlijke kwesties met collega's is vaak lastig, zeker als de gespreksleider ook een collega is of er helemaal geen gespreksleider is. Vaak strandt intervisie dan ook in een wat plechtmatige uitwisseling van feitelijkheden of vage emoties. Intervisie heeft alleen waarde voor de praktijk als de intervisiegroep werkt met een duidelijke structuur voor het bespreken van kwesties, interpersoonlijke veiligheid hoog op de agenda staat en iedereen bereid is door te vragen en bevraagd te worden.

Supervisie

Supervisie heeft dezelfde doelstellingen als intervisie, maar bij supervisie is er sprake van een gespreksleider (supervisor) die sturing geeft aan het gesprek. Dat gesprek kan plaatsvinden tussen twee mensen (waarbij de professional individuele supervisie krijgt) of tussen meer mensen (groepssupervisie). De supervisor is meestal een inhoudelijk deskundige, maar altijd iemand die kennis van en ervaring heeft met het geven van supervisie. In feite geldt alles wat hierboven is beschreven ook voor supervisie. Door de ervaring van de supervisor met leren, groepsprocessen en andere voor supervisie belangrijke dingen, verloopt een groepssupervisie vaak gerichter en effectiever dan intervisie. In individuele supervisie is het bovendien makkelijk (en soms verleidelijk) om meer diepgang te krijgen dan in een intervisie of supervisie met meer mensen.

Werkbegeleiding

Werkbegeleiding richt zich - anders dan intervisie en supervisie - op de uitvoering van hulpverlening, zonder daarbij de persoon van de hulpverlener te betrekken. Voorop staat de correcte uitvoering van een methode, bijvoorbeeld een specifieke vorm van psychotherapie. Aangezien er, zeker in de psychotherapie, veel methoden zijn waarbij de persoon van de professional een grote rol speelt, kunnen methode en persoon moeilijk helemaal los van elkaar gezien worden. Echter, ontwikkelaars en onderzoekers van moderne behandelvormen streven naar effectieve methoden en niet per se naar effectieve professionals; de methode staat dus toch op de eerste plaats.

In werkbegeleiding kunnen algemene vragen over de methode worden besproken ('Wat wordt bedoeld met ...?') en specifieke vragen naar aanleiding van patiëntencontacten ('Wat kan ik doen in dit geval?'). De persoon die werkbegeleiding biedt is altijd inhoudelijk deskundig op het terrein van de methode, en soms ook op het gebied van het geven van werkbegeleiding en/of intervisie. Een goed doordachte methode kan antwoord geven op veel vragen die uniek of zeer persoonlijk lijken; vaak heeft degene die de methode heeft ontwikkeld, juist over deze problemen en vragen nagedacht. De emoties die sommige borderlinepatiënten oproepen bij professionals, bijvoorbeeld doordat ze zichzelf beschadigen, blijken veel minder heftig te worden als er richtlijnen zijn over hoe op zelfbeschadiging te reageren. De methode kan dan door haar duidelijkheid een deel van de persoonlijke emotie voorkomen, omdat veel heftige emoties ontstaan uit een herhaald gevoel van onmacht.

Aanbevolen literatuur

Horwitz (2002). *Creating mental illness*. Boeiend boek over de totstandkoming van de DSM en de inherente beperkingen van dit systeem.

Koekkoek (2005). *Orde en tucht*. Artikel over de afbakening van verantwoordelijkheden onder de Wet BIG.

Stoffer (2001). *Hoe nuttig is de teambespreking?* Artikel met een treffende beschrijving van de praktijk van ambulante behandelbesprekingen, met adviezen over hoe het anders kan.

Rotteveel e.a. (1993). *Het intervisieprotocol*. Artikel over hoe intervisie en supervisie vorm te geven in teams waar sociaal-psychiatrische begeleiding wordt geboden.

3 Sociale psychiatrie, systeemgericht werken en de sociale context

Sociale psychiatrie is een term waar veel mensen verschillende zaken onder verstaan. De meest praktische betekenis verwijst naar de sociale factoren die meespelen bij het ontstaan, voortbestaan en herstellen van psychiatrische problematiek. Vaak wordt daarbij een belangrijke rol toebedeeld aan de sociale context, die we hier omschrijven als de tastbare sociale omgeving waarin de patiënt verkeert (zoals partner, kinderen, ouders, familie, vrienden, collega's, buren en buurtbewoners). Daarnaast onderscheiden we het sociale systeem en de sociale structuur waarin mensen functioneren. Werken met de sociale context klinkt makkelijker dan het is. De professional moet afwegen in welke mate hij iets met de sociale context moet doen en op welke manier. Zonder duidelijke doelen en afspraken kan bemoeienis met (gezin)systemen en sociale netwerken complex worden, door het grote aantal interacties dat erin plaatsvindt tussen mensen. De context waarin de professional zich bevindt - de ggz of een andere instelling - speelt ook een belangrijke maar vaak onderbelichte rol. Het handelen van professionals wordt deels gestuurd door de omgeving waarin ze werkzaam zijn en patiënten kunnen vastlopen in het complexe gezondheidszorgsysteem.

3.1 Inleiding

In een boek over sociaal-psychiatrische begeleiding moet aandacht worden besteed aan de wisselwerking tussen sociale omgeving en psychiatrische problematiek. Dit is een van de belangrijkste aandachtspunten van zowel de sociaal-psychiatrische praktijk als het onderzoek. In de psychiatrie is het belang dat gehecht wordt aan de sociale omgeving enigszins aan schommelingen onderhevig. Na het biologische optimisme van de jaren vijftig en zestig van de vorige eeuw, toen de psychofarmaca werden ontdekt, stond het sociale en psychologische perspectief in de jaren zeventig en vroege jaren tachtig sterk in de belangstelling. In de late jaren tachtig en negentig was de biologische psychiatrie weer in opmars, terwijl tegenwoordig de belangstelling voor sociale omstandigheden weer toeneemt. Steeds meer lijken wetenschappers biologische en sociale verklaringen voor psychiatrische stoornissen te combineren. Dit is hoopgevend, want noch de beide richtingen, noch de psychologische invalshoek is er de afgelopen decennia in geslaagd om sluitende verklaringen te bieden.

3.2 Sociale psychiatrie

Sociale psychiatrie is een breed begrip dat bovendien wat aan slijtage onderhevig is. De meest voor de hand liggende reden daarvoor is dat het niet van realisme getuigt om psychiatrie te bekijken vanuit een enkele invalshoek, of dat nu een sociale, biologische of een andere is. Tegelijkertijd wordt de term sociale psychiatrie in de praktijk en in dit boek vaak gebruikt om een vorm van hulpverlening aan te duiden die veel rekening houdt met de sociale context van de cliënt.

Voordat we nader ingaan op het begrip sociale context, staan we eerst nog even stil bij de operationalisatie van de term sociale psychiatrie. In 1996 werd onder de vlag van het toenmalige Nederlands centrum Geestelijke volksgezondheid (NcGv; het tegenwoordige Trimbos-instituut) een onderzoek onder professionals uitgevoerd dat de volgende sociaal-psychiatrische uitgangspunten opleverde (Kok & Donker, 1996):
- hulpverlening richten op de cliënt in zijn context;
- tegengaan van marginalisering en uitstoting;
- flexibel aanbieden van hulp;
- geestelijke gezondheidsproblemen plaatsen in een epidemiologisch perspectief;
- hulp bieden bij praktische problemen.

Deze uitgangspunten worden sindsdien in veel opleidingen gebruikt als definitie voor wat sociale psychiatrie is. Opvallend bij deze uitgangspunten is dat ze vooral praktisch zijn, op een enkele uitzondering na. Het tweede punt (tegengaan van marginalisering) geeft een hint in de richting van de wat meer ideologische betekenis die sociale psychiatrie vaak aankleeft, namelijk zorgen voor de zwaksten in de samenleving. Het vierde punt (epidemiologisch perspectief) raakt aan de sociale psychiatrie als wetenschappelijk vakgebied, op het kruispunt van psychiatrie, epidemiologie en sociale wetenschappen. Een laatste betekenis die vaak impliciet wordt gegeven aan sociale psychiatrie, is die van niet-pathologiserende hulpverlening die zich ook of vooral richt op de sterke kanten van de persoon die hulp vraagt. Hier gaat het vooral om de attitude van de hulpverlener die patiënt niet als een 'zieke casus' en zichzelf niet als 'expert' beschouwt, maar waarin de gelijkwaardige samenwerking zoveel mogelijk centraal staat.

Deze attitude, die overigens absoluut niet voorbehouden is aan de sociale psychiatrie, hanteren we ook in dit boek. Voor een goede, meer uitgebreide bespreking van de verschillende aspecten van sociale psychiatrie verwijzen we naar het uitstekende handboek onder redactie van Morgan en Bhugra (2010).

De dagelijkse praktijk: pragmatisme

In de klinische praktijk zijn de biologische en sociale psychiatrie altijd heel behoorlijk samengegaan. Ernstig zieke patiënten krijgen, hoe sociaal georienteerd de hulpverlener ook is, doorgaans gewoon medicatie aangeboden. Wel komt het sociale perspectief altijd wat moeizamer over het voetlicht. Hulpverlening is nu eenmaal vaak op een bepaalde plek georganiseerd, en wie op die plek zit komt niet snel in de buurt van de leefomgeving van zijn of haar patiënt. Psychiatrische zorg vanuit een kantoor mist daardoor per definitie een groot aantal omgevingsfactoren.

Bovendien kunnen mensen in het huidige organisatiemodel op veel plaatsen uitsluitend zorg krijgen wanneer ze een individuele psychiatrische stoornis hebben. Partners, kinderen, familieleden, vrienden, collega's en bazen komen daardoor minder snel in beeld. Maar ook kunnen patiënten als gevolg van schaamte of andere motieven niet bereid of in staat zijn om hun naasten te betrekken bij de behandeling.

De volgende voorbeelden illustreren het belang van verder kijken dan het individuele contact.

Meneer Benghali

Meneer Benghali is door zijn vriendin onder druk gezet: hij moet behandeling zoeken voor zijn alcoholverslaving, anders gaat zij weg. Met enorme tegenzin meldt hij zich bij een polikliniek waar hij zegt depressief en angstig te zijn. Hoewel dit klopt - hij voelt zich inderdaad somber en bang - laat hij niet alleen een probleem (alcoholmisbruik) buiten beschouwing, maar ook een mogelijke verklaring voor zijn somberheid (zijn vriendin dreigt hem te verlaten). Omdat de hulpverlener het contact wat vreemd vindt, dringt ze er bij meneer Benghali sterk op aan dat hij zijn partner meeneemt. Na lang aandringen gebeurt dat uiteindelijk en krijgt de hulpverlener het verhaal te horen van de kant van meneer Benghali's partner. Het heeft echter weinig gescheeld of meneer Benghali was niet meer teruggekomen, als gevolg van het aandringen van de hulpverlener.

Commentaar
Mogelijk komt de hulpverlener in een andere context met de vriendin in contact, wanneer hij aansluit bij de beleving van de cliënt en diens competentie.

Mevrouw Claassen

Mevrouw Claassen wordt op verzoek van de huisarts snel gezien door een hulpverlener. Mevrouw Claassen is heel vriendelijk en rustig, maar ze maakt toch een verwarde en psychotische indruk. Ze praat in bewonderende termen over haar buren die haar zo goed helpen sinds er afluisterapparatuur in haar huis is geplaatst. Het team besluit haar met medicatie, die ze zegt wel te willen, naar huis te sturen en over een paar dagen weer uit te nodigen. Op basis van de verwijzing van de huisarts, waarin niets staat over overlast, en het vriendelijke voorkomen van mevrouw Claassen, houdt het team geen rekening met mogelijk extreem gedrag van mevrouw Claassen. Dit blijkt ten onrechte: 's avonds wordt gebeld door de buren, die erg veel last hebben van de achterdocht van mevrouw Claassen. Zij blijkt de straat te terroriseren met geschreeuw, gevloek en gooien met spullen.

Commentaar
Wanneer het verzoek van de buren zich voordoet, worden zij de partij met een hulpvraag aan de ggz. Door bij die vraag aan te sluiten, kan de hulpverlener voorkomen dat hij als een soort scheidsrechter tussen de partijen moet gaan staan.

Meneer Dirksen

Meneer Dirksen wordt door de huisarts verwezen in verband met ernstige straatvrees, andere angsten en financiële problemen. Hij woont alleen en is - opmerkelijk, gezien de staatvrees - zeker bereid om naar de instelling te komen. Hij maakt een erg gemotiveerde indruk, maar pogingen om de achtergrond van zijn angsten te achterhalen lopen op niets uit en over de financiële problemen wil hij helemaal niets kwijt. Behandeling door middel van 'exposure' is niet bespreekbaar en ook is er niemand uit zijn omgeving die kan of wil meekomen. De hulpverlener, die niet weet hoe verder te gaan, vraagt de man of hij op huisbezoek mag komen. Na veel aandringen stemt deze hierin toe, maar zegt er wel bij zich erg te schamen voor 'zijn woonomgeving'. Op weg naar de woning beseft de hulpverlener dat zijn cliënt in het slechtste gedeelte van de slechtste wijk van de stad woont. De straat maakt een zeer onprettige en onveilige indruk en het huis van meneer Dirksen blijkt beklad met leuzen als 'Gekke henkie' en 'Schijterd'. De hulpverlener vermoedt bovendien dat zijn cliënt wordt afgeperst door buurtbewoners.

Commentaar
Aandacht voor de sociale omgeving levert hier veel extra informatie op. Contact zoeken met de wijkagent zou het vervolg kunnen zijn.

3.4 Sociaal, systemisch en contextueel: een begripsbepaling

Uit voorgaande voorbeelden blijkt al dat de sociale context op verschillende niveaus een rol speelt in het ontstaan en voortbestaan van en zoeken van hulp bij psychiatrische problematiek. Hierna geven we meer in detail aan op welke wijze de professional aandacht kan besteden aan die verschillende typen en niveaus sociale factoren.

Een belangrijk sociaal-psychiatrisch uitgangspunt in de genoemde elementen van sociale psychiatrie is het werken met de cliënt in zijn of haar context. Wat hiermee precies wordt bedoeld, is vaak onduidelijk. Hetzelfde geldt voor een begrip als sociale omgeving. Ook opvallend is dat in het lijvige en aanbevelenswaardige *Handboek systeemtherapie* een definitie van de term systeem ontbreekt.

Al deze begrippen worden vaak gebruikt; soms te pas en te onpas. Hierna doen we een poging om een aantal begrippen scherper te omschrijven (zie tabel 3.1).

Tabel 3.1 Terminologie sociale factoren

Algemeen begrip	Onderverdeling	Betekenis
Sociale context	Cliëntsysteem, partnersysteem, gezinssysteem	Primair systeem: mensen met wie iemand dagelijks en intensief contact heeft
	Sociaal netwerk	Mensen met wie iemand regelmatig en redelijk intensief contact heeft
	Sociale omgeving	Mensen met wie iemand te maken heeft maar die hij niet of nauwelijks persoonlijk kent
Sociaal systeem		Geheel van sociale verhoudingen in de lokale situatie waarin iemand verkeert (zoals straat of wijk)
Sociale structuur		Geheel van maatschappelijke en culturele sociale verhoudingen waarin iemand verkeert

Sociale context

We beschouwen sociale context dus als een verzamelterm voor verschillende (groepen) mensen met wie iemand meer of minder contact heeft – de tastbare sociale werkelijkheid. De term sociaal systeem reserveren we voor de niet-tastbare sociale werkelijkheid, zoals de manier waarop mensen in een bepaalde wijk met elkaar omgaan, de voorzieningen die er zijn, de veiligheid van de openbare ruimte, enzovoort. Sociale structuur verwijst naar grotere sociale verhoudingen, zoals de manier waarop mannen en vrouwen zich tot elkaar verhouden in een samenleving.

Hierna beschrijven we de verschillende onderdelen van de sociale context uitgebreider.

- *Cliëntsysteem (of partner/gezinssysteem)*. Het cliëntsysteem is de meeste basale vorm van de sociale context. Hierbij gaat het om de cliënt zelf en de mensen in de directe omgeving met wie hij dagelijks (intensief) contact heeft. Deze mensen kunnen we dan ook omschrijven als systeemleden. Meestal is dit de partner, zijn dit één of meer kinderen. Maar het kan ook gaan om een huisgenoot of één of twee ouders.
- *Sociaal netwerk*. Hiermee bedoelen we mensen met wie de patiënt regelmatig een redelijk intensief contact heeft. Dit kunnen de buren en familieleden zijn, maar ook een baas, collega of vriend(in).
- *Sociale omgeving*. De term sociale omgeving reserveren we voor de mensen met wie iemand te maken heeft maar die hij niet of nauwelijks persoonlijk kent. Denk aan supermarktmedewerkers die de patiënt regelmatig ziet, mensen uit de straat en collega's op het werk met wie alleen een groet wordt gewisseld. De sociale omgeving is niet altijd even concreet of tastbaar maar wel van invloed (zie bijvoorbeeld de casus van meneer Dirksen).

Sociaal systeem

Het sociale systeem en de sociale omgeving zijn vaak belangrijke factoren bij het ontstaan en voortbestaan van psychiatrische problematiek. Een jonge moeder die haar baan heeft opgezegd om voor haar kind te zorgen, zal zich in een nieuwbouwwijk met veel andere jonge ouders en kinderen meestal minder snel eenzaam en somber voelen dan een jonge moeder in een wijk met veel tweeverdieners. Een moeder met jonge kinderen in een oude stadswijk met weinig ruimte, veel verkeer en weinig sociale controle heeft mogelijk weer heel andere zorgen. Maar ook de woning zelf en de inrichting ervan spelen een rol: wie alleen een slechte kamer kan betalen waar het vochtig en koud is, loopt meer risico op (psychische) gezondheidsproblemen.

De sociale omgeving kan een steun zijn, bijvoorbeeld in buurten, wijken of steden waar veel sociaal kapitaal is of een goed ontwikkeld maatschappelijk steunsysteem. Maar de sociale omgeving kan ook een extra last zijn, bijvoorbeeld wanneer er veel vervuiling, onveiligheid en overlast is. De professional moet zich in ieder geval rekenschap geven van de sociale omgeving van de patiënt, door ernaar te vragen of door langs te gaan. Nog altijd is een huisbezoek veel informatiever dan indirecte informatie over de leefomgeving.

Bij de sociale omgeving kan het bijvoorbeeld ook gaan om een afdeling in een bedrijf of sociale werkplaats, een school of een activiteitencentrum. Als deze omgeving belangrijk is voor de cliënt, en zeker als deze omgeving invloed heeft op de problematiek of andersom, is die ook belangrijk voor de hulpverlener.

Sociale structuur

Talloze studies laten zien dat psychiatrische problematiek meer voorkomt onder mensen met een lagere sociaaleconomische status. Deze wordt onder meer bepaald door inkomen, werksituatie en opleiding. Mensen zonder werk, met slecht betaald of onaantrekkelijk werk en geen of een lage opleiding hebben vaker last van (geestelijke) gezondheidsproblemen. Of de lage sociaaleconomische status oorzaak of gevolg is van gezondheidsproblemen, is nog altijd onderwerp van debat. Verschillende studies hebben aangetoond dat vooral niet-psychotische problematiek het gevolg kan zijn van slechte sociale omstandigheden (o.a. Dohrenwend e.a., 1992; Brown & Harris, 1978).

Hulpverleners daarentegen zijn vaak goedopgeleide professionals uit de maatschappelijke middenklasse. Onder hulpverleners vinden we procentueel minder allochtonen, laagopgeleiden, chronisch zieken en andere groepen dan in de rest van de maatschappij. Dat betekent dat er vaak een behoorlijke kloof bestaat tussen hulpverlener en patiënt. Die kloof is een gegeven maar kan wel verkleind worden (zie ook hoofdstuk 5).

3.5 Werken met de sociale context

Werken met de sociale context is minder eenvoudig dan het lijkt. Vaak is niet zo duidelijk hoe iemands sociale context er precies uitziet. Ook is de vraag wat werken met de sociale context betekent. Moet de hulpverlener de sociale context in kaart brengen en meewegen? Moet hij actief mensen betrekken of zelfs ingrijpen in de sociale context? Echter, zelfs al voordat kennis gemaakt is met een cliënt, begint het werken met en in de sociale context door de beeldvorming die de professional krijgt van de verwijzer of via andere informatie. Wanneer de professional gaat werken met een sociaal systeem wordt hij onderdeel van het denken en doen van dat systeem. Het is daarin belangrijk dat de professional vrij kan blijven bewegen in de belangen van alle systeemleden. De hulpverlener moet 'meervoudig partijdig' kunnen zijn. Om te voorkomen dat de professional zomaar in een systeem 'stapt', is het goed stil te staan bij de kans dat hij te sterk onderdeel van het systeem wordt en niet meer buiten die context kan denken of handelen.

In kaart brengen van de sociale context

Het is voor een goed begrip van de situatie belangrijk om iets te weten van de sociale context van de cliënt. Woont de cliënt samen? Heeft hij kinderen? Wie is de belangrijkste persoon in het leven van de cliënt? Welke invloed hebben deze en andere belangrijke mensen op de cliënt en diens problemen? Heeft hij een baan? Is er nog andere hulp dan die van de ggz? Dit zijn allemaal relevante vragen die rechtstreeks aan de patiënt gesteld kunnen worden. Vaak leiden deze vragen al tot een redelijk zicht op iemands sociale netwerk.

Er bestaan ook meer gestructureerde methoden om iemands sociale context in kaart te brengen, zoals het genogram voor het gezins- of familiesysteem en de socialenetwerkanalyse voor het netwerk (Baars e.a., 1990). Op zichzelf kan het in kaart brengen van de sociale context voldoende zijn, maar soms is er meer nodig. Het is raadzaam om één of meer mensen uit te nodigen of op te zoeken wanneer er problemen lijken te spelen of wanneer dingen niet duidelijk zijn.

Betrekken van de sociale context

Met het betrekken van de sociale context bedoelen we het, met een vooraf bepaald doel, uitnodigen of opzoeken van mensen die dicht bij de patiënt staan. Betrekken kan hier betekenen dat één of meer mensen betrokken worden met het oog op het verstrekken van informatie over het sociale netwerk, om nieuwe gezichtspunten te horen of zien. Het kan echter ook betekenen dat mensen uit de directe omgeving gevraagd wordt te participeren in de begeleiding. In die betekenis gaat het al snel om ingrijpen in de sociale context.

In een recent artikel geven van Meekeren en Baars (2011) een viertal niveaus aan van interveniëren in de sociale context.
– *Relatief normale ontwikkeling van de aangemelde patiënt in een gezonde context.* De problemen zijn vooral te wijten aan individuele psychiatrische problematiek. Interventies: psycho-educatie en (zonodig) ondersteuning.
– *Enigszins ontwricht systeem waarin het interactiepatroon is georganiseerd rondom de problematiek van de patiënt.* Het systeem lijdt onder de problematiek van het individu. Interventies: psycho-educatie en voorlichting, aangevuld met motiveringstechnieken en systeemtherapeutische methoden.
– *Disfunctioneel systeem met al langer bestaand negatief interactiepatroon.* Het systeem heeft problemen die los staan van de problematiek van de aangemelde patiënt (maar die problemen hebben daarop mogelijk wel invloed). Interventies: psycho-educatie en motiveringstechnieken, aangevuld met systeemtherapie.
– *Destructief, schadelijk systeem.* Het systeem is destructief voor de patiënt (bijvoorbeeld door geweld, mishandeling of misbruik). Interventies: de afstand tussen patiënt en systeem actief vergroten, bijvoorbeeld door in geval van kinderen een melding te doen bij het Advies- en Meldpunt Kindermishandeling (AMK).

Ingrijpen in de sociale context

Wanneer het betrekken van de sociale context verder gaat dan incidenteel (bijvoorbeeld) psycho-educatie geven of systeemleden aanmelden voor een ondersteuningsgroep, is het zaak dat de professional bezint voor hij begint. De grens tussen begeleiding van het systeem, het inzetten van systeemtherapeutische interventies en systeemtherapie kan namelijk snel vervagen. Dat is riskant, omdat de meeste professionals die sociaal-psychiatrische begeleiding bieden niet zijn opgeleid tot systeemtherapeut. Het aantal interacties in een systeem en de complexiteit ervan zijn vaak vele malen groter dan in een individueel patiëntencontact. Voor de professional is het zaak om na te gaan of hij voldoende competent is voor systeeminterventies en of het systeem er werkelijk bij gebaat is. Zo niet, dan is consultatie door een systeemtherapeut gewenst.

Er zijn echter ook veel minder ingrijpende interventies in de sociale context denkbaar, zoals bemiddelen tussen een woningbouwvereniging en een patiënt, of het geven van psycho-educatie aan een collega of leidinggevende over de problematiek van de patiënt (mits op verzoek van beide partijen). Dit type interventies in vooral het sociale netwerk en de sociale omgeving zien we als een vorm van casemanagement (zie ook hoofdstuk 7).

3.6 Enkele aandachtspunten

Ongeacht of, in welke mate en op welke manier de hulpverlener iets gaat doen met de sociale context, vooraf moet een aantal dingen duidelijk zijn. Ten eerste moet de professional iets weten van het systeem van de patiënt en over de ervaring van de patiënt met het betrekken van het systeem. Ten tweede moet de professional duidelijk weten welk doel hij heeft met het betrekken van de sociale context. Ten derde moet de professional, analoog aan het contact met individuele cliënten, zorgen dat voor professional, cliënt en systeem duidelijk is op welke wijze zij met elkaar omgaan.

Kennis over de patiënt en de context

Lukraak 'iets' gaan doen met familie of anderen is doorgaans onverstandig. Veel mensen die langdurig sociaal-psychiatrische begeleiding krijgen (maar zeker niet allemaal), komen uit disharmonieuze gezinnen. Dat kan variëren van een moeizaam huwelijk van de ouders tot ernstig fysiek en verbaal geweld door gezins- of familieleden. Het is belangrijk dat de professional daar vooraf iets van afweet. Deze informatie is vaak al beschikbaar uit het dossier of de intake; zo niet dan kan dit inventariserend worden nagevraagd bij de patiënt. Met die informatie kan de professional besluiten of hij zelf iets met het systeem kan en moet doen, waarna dezelfde vraag aan de patiënt gesteld moet worden.

Doel van het betrekken van de sociale context

Voor sommige professionals is het heel vanzelfsprekend om mensen uit de sociale context van de patiënt te betrekken, voor veel patiënten echter niet. Zij kunnen het op allerlei manieren lastig vinden dat de professional dat wil. De patiënt kan zich schamen, anderen niet willen belasten, bang zijn voor wat anderen zullen zeggen of ook motieven hebben om juist geen anderen te willen betrekken (bijvoorbeeld omdat dan duidelijk wordt dat de patiënt er zelf een belangrijk aandeel in heeft dat dingen mislopen). Systeemleden of anderen uit de sociale context van de patiënt kunnen soortgelijke bezwaren of zorgen hebben.

Het is dus niet zo vreemd dat het betrekken van anderen niet altijd vanzelf gaat. Om dit proces te vergemakkelijken is het, naast een duidelijke uitnodiging, noodzakelijk dat de professional duidelijk voor ogen heeft welk doel het betrekken van derden heeft, en dit ook duidelijk aan de patiënt en anderen communiceert. De belangrijkste doelen kwamen in dit hoofdstuk al aan de orde, maar we zetten ze hier nog even op een rijtje:

- verkrijgen van informatie over de sociale context van de patiënt van anderen;
- horen van mogelijk alternatieve gezichtspunten op de situatie van de patiënt;
- actief uitbreiden van het sociaal netwerk van de patiënt;
- ondersteunen van systeemleden en anderen in hun contact met de patiënt;
- inschakelen van systeemleden als bekrachtigers van dingen die de patiënt anders doet;
- motiveren van systeemleden om te participeren in de contacten van de professional met de patiënt.

De intensiteit van deze doelen loopt geleidelijk op, van vrijblijvend en eenmalig (informatie) tot meer betrokken en herhaald (participeren). In systeemtherapeutische termen heet een eerste gesprek van een professional met het systeem van een cliënt een taxatie (Savenije e.a., 2008). Echter, een systeemtherapeutische taxatie is niet het als een deskundige in beeld brengen van de problemen of het stellen van een diagnose. In feite wordt in een taxatiegesprek een aantal van de bovengenoemde doelen (en eventueel alle) gecombineerd.

Hoewel het dus mogelijk is in een taxatiegesprek doelen te combineren, kan dat nooit vooraf al duidelijk zijn. In sociaal-psychiatrische begeleiding ligt het voor de hand om vooral de eerste drie tot vier doelen te benoemen als redenen voor het uitnodigen van systeemleden.

Actief betrekken

Als de professional één of meer mensen wil uitnodigen, is het zaak goed stil te staan bij de manier waarop hij dat aanpakt. De patiënt is namelijk uiteindelijk degene die bepaalt of een systeemlid wel of niet meekomt. Toch is de manier waarop de professional het belang van een inbreng van het systeem presenteert vaak doorslaggevend. Een vraag als: 'Vindt u het prettig als er eens iemand meekomt naar deze gesprekken?', heeft veel minder urgentie dan de opmerking dat er bij het derde gesprek altijd een partner, vriend of familielid wordt uitgenodigd. Als de professional werk wil maken van de betrokkenheid van het systeem is de laatste formulering waarschijnlijk succesvoller.

Hoewel er in allerlei behandelvormen gesproken wordt over het betrekken van systeemleden, wordt meestal niet uitgewerkt hoe dit te doen. Patiënt en systeemleden enerzijds en professionals anderzijds kunnen verschillende redenen hebben om niet bij elkaar te komen.
- *Cliënten*. Schaamte, angst voor een ander verhaal, de ander niet willen lastigvallen.
- *Naasten*. Angst voor stigma, angst ook 'in therapie' te komen, moe zijn van altijd klaarstaan voor de patiënt.
- *Hulpverleners*. Angst het niet meer te kunnen overzien, angst te falen voor de naastbetrokkenen.

Op basis hiervan komen we tot enkele strategieën om het contact toch tot stand te brengen.
- *Neutraal uitnodigen*. Bijvoorbeeld: 'Voor het totaalbeeld van uw situatie zou het heel fijn zijn als er iemand mee zou komen, bij voorkeur iemand die u goed kent.'
- *Betrokken uitnodigen*. Bijvoorbeeld: 'In het belang van uw rol als partner of ouder is het belangrijk dat uw partner en kinderen de volgende keer meekomen.'
- *Stellig uitnodigen*. Bijvoorbeeld: 'Voor een effectieve begeleiding is het erg belangrijk dat er de volgende keer iemand met u meekomt naar dit gesprek.'
- *Stellen*. Bijvoorbeeld: 'In deze behandelvorm gaan we ervan uit dat bij de derde keer altijd en nabij persoon uit uw sociale systeem meekomt. Wie zou u volgende keer willen meenemen?'
- *Aandringen*. Bijvoorbeeld: 'Ik weet eigenlijk weinig van u en dat is wel nodig voor een effectieve begeleiding. Ik wil graag dat u volgende keer iemand uit uw familie of vriendenkring meeneemt om wat meer over uw situatie te vertellen.'
- *Opdringen*. Bijvoorbeeld: 'Graag kom ik eens bij u thuis langs om uw woonomgeving te zien en misschien ook iemand uit uw familie of vriendenkring te ontmoeten. Wanneer schikt u dat?'
- *Paradoxaal*. Bijvoorbeeld: 'Bij sommige mensen werkt het goed als ze iemand uit de sociale omgeving naar een begeleidingsgesprek meenemen. De meesten doen dat al in het begin. Maar ik vraag me af of dat voor u wel zoveel zin heeft.'

Mevrouw Elbers

Annette Elbers is een schuchtere, jonge vrouw met een zoontje van drie jaar oud. Ze had een fulltimebaan, maar is nu hele dagen thuis. Ze is aangemeld vanwege depressieve klachten en angsten, die erger geworden zijn na de geboorte van haar zoon. Ze was toen ook psychotisch en werd kortdurend opgenomen in een gesloten kliniek. Ze is al jaren met Jos Maas, haar vriend en de vader van haar zoon. Over die relatie vertelt ze weinig, over haar zoontje en haar eigen gevoelsleven des te meer. Na enig doorvragen blijkt dat Jos veel werkt in zijn eigen bedrijf, weinig thuis is en niet zoveel met zijn zoon lijkt te doen. Hoewel hij het kind wel wilde, lijkt het vooral haar pakkie-an te zijn.

Op aandringen van de hulpverlener komt Jos uiteindelijk een keer mee. Het doel dat de hulpverlener vooraf heeft benoemd aan Annette is het krijgen van informatie uit een alternatieve bron, en mogelijk Jos wat meer te betrekken bij haar begeleiding en haar leven in het algemeen. Als ze samen op de afspraak komen, valt op dat Annette erg naar voren op haar stoel zit en een gespannen blik heeft, en dat Jos achterover hangt en afwachtend maar niet onvriendelijk de hulpverlener in zich lijkt op te nemen.

H: 'Fijn dat jullie er allebei zijn. Ik had gevraagd aan Annette of ze u, Jos, een keer wilde meenemen om uw visie op haar situatie te horen.'

J: 'Zeg maar je, hoor.'

H: 'Mooi, dan doe ik dat. Kan iedereen zich vinden in het doel voor dit gesprek?'

Annette knikt enthousiast, Jos knikt nauwelijks merkbaar.

H: 'Annette en ik hebben nu een aantal gesprekken gehad en die lopen goed. Maar graag hoor ik ook wat meer over thuis, en wel van de belangrijkste persoon in Annette's leven. Kun je iets vertellen over hoe je aankijkt tegen Annette en de problemen waarvoor ze hier is?'

J: 'Tja, ze heeft stress, hè. Altijd stress.'

H: 'Hmm.'

Er valt een stilte.

H: 'Kun je daar iets meer over zeggen, bijvoorbeeld wat je bedoelt met "stress" of waar die stress vandaan komt?'

J: 'Nou ja, ze is opgenomen geweest, zoals je vast wel weet. Daardoor is ze ook hier gekomen. Ze maakt zich heel erg druk of dat weer kan gebeuren, of ze het allemaal wel goed doet met de kleine, of we het allemaal financieel wel redden. Dat soort dingetjes.'

H: 'Hmm ... dus Annette heeft veel zorgen, zeg je. Heb jij die zorgen ook?'

J: 'Nee hoor. Kijk, of zij weer een keer psychotisch wordt, dat weet ik niet. Maar met die kleine gaat het goed en bij mij op de zaak gaat het ook lekker. Dus daarover hoeft ze zich geen zorgen te maken.'

H: 'Heb je dan enig idee waar die zorgen vandaan komen?'

J: 'Tja, het is een tobbertje, hè?' Hij kijkt vriendelijk naar Annette en raakt haar even aan. 'En die psychose natuurlijk. Dat was natuurlijk wel wat hè. Dus dat speelt ook een rol; dat dat weer kan gebeuren.'

Commentaar

Jos is niet erg breedsprakig, wat niet uitzonderlijk is voor mannen die meekomen naar een begeleidingsgesprek. De hulpverlener valt nogal met de deur in huis. Hij vraagt Annette iets te zeggen over haar partner, wat voor beiden eng kan zijn. Anderzijds lijkt Jos een man van weinig woorden en is een directe benadering misschien verstandig. Er ontstaat wel een voorlopig beeld van hoe hij naar zijn partner kijkt. Hij ziet haar als een tobber en meldt herhaaldelijk dat ze kan terugvallen in een psychose. Annette zelf heeft hierover in de gesprekken wel gepraat, maar ze heeft nooit duidelijk uitgesproken dat ze bang is voor een terugval. Sterker: ze ziet de psychose als een gevolg van een nogal traumatische bevalling, een flinke hormonale ontregeling en de stress van het moederschap. De psychose staat ook te boek als een postpartumpsychose. Het lijkt dus alsof Jos de ziekte van zijn partner, als daarvan al sprake is, wel erg voorop zet.

Volgens de indeling van Van Meekeren en Baars (2011) is hier sprake van het tweede scenario: een enigszins ontwricht systeem, waarin het interactiepatroon is georganiseerd rondom de problematiek van de patiënt. Later blijkt dat Jos niet meer mee wil komen naar de gesprekken en het gesprek grotendeels 'slap geouwehoer' heeft gevonden. Hoewel het doel voor de bijeenkomst zeker is bereikt, blijft de hulpverlener met het gevoel zitten dat deze relatie niet positief is voor Annette en mogelijk zelfs bijdraagt aan het in stand blijven van haar problemen. Een aantal gesprekken later blijkt dat Jos haar wel eens slaat en regelmatig dreigt het kind bij haar weg te halen als ze niet doet wat hij wil.

Wijze van omgang tussen cliënt, systeem en professional

In de voorgaande casus is het duidelijk dat er geen vervolgcontact plaatsvindt tussen systeemlid en professional. Was dat wel zo geweest dan hadden cliënt, systeemlid en professional gedrieën afspraken moeten maken over hoe met elkaar om te gaan (analoog aan hoofdstuk 4, in de situatie van alleen patiënt en professional). Deze afspraken moeten gaan over verwachtingen, contactfrequentie, enzovoort (zie hoofdstuk 4). Maar ook als er een enkel gesprek plaatsvindt is het belangrijk dat de professional het initiatief neemt om met elkaar de omgangsvormen af te spreken. Dat kan heel eenvoudig, bijvoorbeeld met de volgende opmerking (die in de casus gebruikt had kunnen worden): 'Ik zal mogelijk wat directe vragen stellen, omdat ik dingen graag wil begrijpen, maar ook omdat we maar weinig tijd hebben om elkaar eerst goed te leren kennen. Als die vragen te direct zijn, of onprettig of wat dan ook, voel je dan alsjeblieft vrij om dat te zeggen.'

Als de professional echt aan de gang gaat met gesprekken met één of meer systeemleden is het noodzakelijk dat de voorwaarden daarvan glashelder zijn. Het voert te ver om deze in dit boek helemaal uit te werken, maar de vragen in hoofdstuk 4 zijn al een goede leidraad. In verschillende Nederlandstalige boeken zijn aanvullende adviezen te vinden (zie 'Aanbevolen literatuur').

> In scène 9 op de bijgevoegde dvd probeert de professional het contact zo goed mogelijk te structureren, maar de emoties lopen toch hoog op. Deze scène illustreert de kracht van een systemische benadering, maar laat ook zien welke emoties in korte tijd kunnen worden opgeroepen.

3.7 Hulpverleningscontext

Interventies in de sociale context kunnen over heel andere dingen gaan dan de verhoudingen in het gezin of de relatie en kunnen ook met heel andere mensen plaatsvinden. Voorbeelden zijn een arts of psychiater die betrokken is of wordt bij de begeleiding of iemand die op een ander vlak hulp biedt, zoals een woonbegeleider, thuiszorgverpleegkundige, vaktherapeut of arbeidsrehabilitatiespecialist. Het kan ook gaan om iemand van de woningbouwvereniging, de schuldsanering of de politie. Het is meestal niet nodig om hierover bij het begin van de begeleiding al concrete afspraken te maken, maar dit kan wel nuttig zijn. In ieder geval moet, op het moment dat een andere professional erbij betrokken wordt, dit eerst met de patiënt worden besproken en helder zijn wie waarvoor verantwoordelijk is in het contact met de cliënt.

Meestal wordt weinig aandacht besteed aan de sociale context waarin de professional werkt en de patiënt zorg ontvangt. Uitzonderingen daargelaten (o.a. Boeckhorst, 2003, 2008) wordt die context blijkbaar niet als invloedrijk gezien. Veel patiënten denken daar anders over, getuige interviews waarin ze de pathologiserende invloed van de ggz benoemen (o.a. Koekkoek e.a., 2010b). Uit allerlei - veelal kwalitatief - onderzoek wordt duidelijk dat professionals en de cultuur van de ggz grote invloed hebben op het beloop van begeleiding. Deze soms negatieve invloed kan ook ten positieve worden aangewend, door collega's in te schakelen in een individueel contact om zo de eigen horizon te verbreden. Een langdurig begeleidingscontact kan een exclusieve aangelegenheid tussen cliënt en hulpverlener worden en daarmee een zware last voor (vooral) de laatste.

Het is vaak niet mogelijk en wenselijk om collega's fysiek te betrekken in de begeleiding, maar als mentale steun zijn ze zeer waardevol. Door middel van intervisie en supervisie worden lastige kwesties en negatieve gevoelens van de hulpverlener bespreekbaar en kan hij feedback krijgen. Hetzelfde geldt voor de multidisciplinaire teambespreking waarin het gevoel van verantwoordelijkheid gedeeld kan worden met anderen. Een aardige systemische aanpak is ook het inbrengen van de (afwijkende) mening van teamleden in het gesprek met de cliënt. Waar het voor de hulpverlener soms erg lastig is een bepaalde rol te veranderen, kan daarmee toch een ander geluid in de gesprekken worden gebracht.

Aanbevolen literatuur

Bhugra & Morgan (2010). *Introduction to social psychiatry*. Boek met een uitstekende introductie in de theorie en praktijk van de sociale psychiatrie.

Nabuurs (2007). *Handboek systeemgerichte hulpverlening*. Basisboek voor hulpverlening in en met de sociale context.

Savenije e.a. (2008). *Handboek systeemtherapie*. Gedegen inleidend boek over verschillende systeemtherapieën, door vooraanstaande Nederlandse systeemtherapeuten.

Boeckhorst (2003). *Duivelse spiralen*. Dit boek biedt een krachtige analyse van de destructieve patronen die zich kunnen voordoen in bijvoorbeeld langdurige ggz.

Deel II Het primaire proces

4 Fasering en structuur in sociaal-psychiatrische begeleiding

Eerder werd duidelijk dat het de sociaal-psychiatrische begeleiding om verschillende redenen aan richting kan ontbreken. In dit hoofdstuk schetsen we een kader voor begeleiding met fasering, structuur en gespreksmethoden. We zien sociaal-psychiatrische begeleiding als een proces van drie fasen: contactfase, doelenfase en werkfase. Iedere fase heeft zijn eigen functie en doel en moet doorlopen worden, voordat patiënten en professional met de volgende fase kunnen starten. Een tweede element is structuur in en over de begeleidingscontacten: in ieder contact en na een aantal keer komen steeds vaste onderdelen terug. Deze onderdelen helpen zowel patiënt als professional om de richting van de begeleiding in het oog te houden en eventueel aan te passen. Om deze fasering en structuur goed te kunnen uitvoeren zijn gespreksmethoden nodig die aansluiten bij waar de patiënt zich bevindt in zijn herstelproces en waar patiënt en professional zich bevinden in het begeleidingsproces. Relatiemanagement beoogt de relatie te optimaliseren; motiverende gespreksvoering en oplossingsgerichte gespreksvoering beogen de patiënt te helpen zich in de richting van zijn of haar eigen doelen te begeven.

4.1 Inleiding

Een hulpverleningsproces bestaat meestal uit een aantal vaste elementen. Deze zijn in allerlei publicaties en handboeken beschreven en lopen vaak erg uiteen, afhankelijk van de theoretische achtergrond van de behandelmethode of professional. Welke structuur of fasering er precies wordt gekozen, is mogelijk minder van belang dan dat de professional een soort kader creëert in de begeleiding of behandeling. In dit hoofdstuk bespreken we zowel een kader in de tijd (fasering) als in de ruimte (structuur). Daarna komen enkele gespreksmethoden aan bod.

4.2 Model en fasering

Een fasering geeft zowel de patiënt als de professional de ruimte om differentiatie aan te brengen. Zo kunnen sommige fasen sneller of intensiever verlopen en andere trager of vrijblijvender zijn. In dit boek kiezen we voor een fasering die dicht aansluit bij een aantal problemen dat zich kan voordoen in het contact met patiënten met ernstige en langdurige psychiatrische problematiek. Deze problemen hebben we in eigen onderzoek beschreven (Koekkoek, 2011b).

Daarnaast vormt het transtheoretisch model van Prochaska en DiClemente (zie ook hoofdstuk 9) een belangrijk fundament voor het onderkennen van fasen of stadia in veranderingsbereidheid. In tegenstelling tot wat veel professionals denken, zijn cliënten - ook al vragen ze hulp - niet altijd bereid of in staat grote veranderingen in hun leven door te voeren. Het is dus als professional belangrijk om het handelen af te stemmen op de positie van de cliënt. Deze is vaak ambivalent over verandering, wil soms 'wel kijken maar nog niet kopen' of is nog aan het overwegen wat precies te doen. Ook in de later in dit boek uitgebreider beschreven oplossingsgerichte therapie zijn verschillende stadia van het hulpvraagproces te herkennen.

In het hier gepresenteerde model werken we met drie fasen: contactfase, doelenfase en werkfase. Hierna worden deze fasen verder toegelicht. In tabel 4.1 zijn enkele elementen van de fasen schematisch weergegeven.

Tabel 4.1 Fasen van sociaal-psychiatrische begeleiding

	Contactfase	Doelenfase	Werkfase
Doel	optimalisering van de werkrelatie	formuleren van doelen	kiezen en uitvoeren van interventies
Gespreksmethode	relatiemanagement, motiverende gespreksvoering	motiverende gespreksvoering, oplossingsgerichte gespreksvoering	casemanagement, gedragsanalyse
Tempo	laag	gemiddeld	hoog

Contactfase

In de eerste fase richt de professional zijn of haar aandacht, en die van de patiënt, op de werkrelatie tussen beiden. Contact maken lukt vaak wel, maar een goede werkrelatie ontwikkelen vraagt om meer dan alleen een aardig contact. In deze fase moeten patiënt en professional overleggen over de manier waarop ze met elkaar willen omgaan, ofwel over de vorm van de sociaal-psychiatrische begeleiding.

Juist doordat de patiënt vaak nog niet zover (of veranderingsbereid) is als de professional, lopen er regelmatig dingen mis. Verwachtingen kunnen erg verschillen en als deze niet uitgesproken worden, kunnen later problemen ontstaan. Het doel van deze fase is dus te komen tot een positieve werkrelatie. De gespreksmethoden sluiten hier dicht bij aan, evenals bij de ambivalentie die in deze fase speelt: relatiemanagement en motiverende gespreksvoering.

Doelenfase

In de tweede fase gaat het over wat patiënt en professional samen gaan doen, ofwel over de inhoud van de sociaal-psychiatrische begeleiding. Die inhoud ontstaat door het formuleren van doelen. Ook bij het formuleren van doelen speelt vaak mee dat de cliënt (nog) niet precies weet waar hij heen wil, wat haalbaar is en wat er nodig is om doelen te bereiken. De professional moet dus ook in deze fase actief rekening houden met ambivalentie van de cliënt en zijn of haar handelen daarbij aanpassen. Het doel van deze fase is om te komen tot een aantal goed doordachte, gezamenlijk overeengekomen doelstellingen voor de begeleiding. De hier gebruikte gespreksmethoden sluiten zowel aan bij de ambivalentie (hoewel minder dan in de contactfase), als bij het samenwerken om te komen tot doelen: motiverende gespreksvoering en oplossingsgerichte gespreksvoering.

Werkfase

Wanneer cliënt en professional in de derde fase zijn aangekomen, mogen we ervan uitgaan dat ze in actie kunnen komen. Hoewel ambivalentie zich ook zeker nog in deze fase kan voordoen, zal die minder groot zijn dan eerder. Mocht er toch onduidelijkheid of onenigheid ontstaan over de doelen of de relatie, dan moeten patiënt en professional een stap terug doen naar de tweede of eerste fase. Doel van deze derde fase is het gezamenlijk kiezen en uitvoeren van interventies die aansluiten bij de in de tweede fase geformuleerde doelen. De methoden die passen bij deze fase zijn casemanagement (om praktische sociale problemen aan te pakken) en een cognitief-gedragstherapeutische benadering (voor interactionele problemen). Ook in deze fase is de oplossingsgerichte benadering zeer bruikbaar als basis.

Doorlopen van de fasen

In dit model gaan we uit van een lineair proces, waarbij het mogelijk is om een fase terug te gaan maar niet om fasen over te slaan. De gedachte hierachter is dat als patiënt en professional niet van elkaar weten hoe ze met elkaar zullen omgaan en wat ze van elkaar mogen verwachten (fase 1), er geen effectieve begeleiding tot stand komt. Hetzelfde geldt wanneer er geen gezamenlijke doelen zijn opgesteld; de begeleiding is dan richtingloos (als er geen doelen zijn) of patiënt en professional gaan verschillende kanten op (als ze het niet eens zijn).

De professional moet de patiënt informeren over de fasen, zodat de patiënt weet wat het idee achter de begeleiding is, en zich medeverantwoordelijk kan maken voor het beloop. Het is aan patiënt en professional om te bepalen in welke fase ze zich bevinden, daarbij geholpen door de volgende ankerpunten:

- fase 1 kan worden afgerond als er overeenstemming is over een aantal elementen en antwoord op een aantal vragen (zie hoofdstuk 5);
- fase 2 kan worden afgerond als er overeenstemming is over een aantal doelen (zie hoofdstuk 6);
- fase 3 kan worden afgerond als de gestelde doelen bereikt zijn of als er een andere situatie is die afronding mogelijk of noodzakelijk maakt (zie hoofdstuk 7).

Niet altijd is duidelijk in welke fase het contact zich bevindt, bijvoorbeeld doordat er wel al doelen zijn maar de overeenstemming over de vorm van de begeleiding opeens weg lijkt. In zulke gevallen kan de professional zich een aantal vragen stellen die helpen om de fase van de begeleiding te bepalen. Bij twijfel is de laagste fase altijd leidend, dus hier (wel overeenstemming over doelen maar niet over het contact) bevinden patiënt en professional zich in fase 1. De vragen die de professional zichzelf en de patiënt kan stellen, worden hierna en in tabel 4.2 verder geïllustreerd.

Vragen om de begeleidingsfase vast te stellen

In tabel 4.2 staat een aantal vragen die helpen vast te stellen in welke fase de begeleiding zich bevindt. Het zijn voorbeeldvragen en niet de enige juiste die gesteld kunnen worden.

Tabel 4.2 Vragen ter vaststelling van de fase van begeleiding

Fase 1

Als het antwoord op één of meer van volgende vragen nee is, dan is het aannemelijk dat er geen overeenstemming is over de manier waarop patiënt en professional met elkaar omgaan. Extra aandacht voor of terugkeer naar het begin van fase 1 is dan noodzakelijk.

- Voel ik me prettig bij dit contact?
- Zou ik het liefst van deze persoon af willen of zou ik hem juist graag willen houden?
- Voel ik me vrij om een keer af te zeggen, op vakantie te gaan en te zeggen wat ik wil?
- Voel ik me vrij om een mogelijk einde of verlaging van de frequentie met mijn cliënt te bespreken?
- Voel ik me vrij om de aard van het contact met mijn cliënt te bespreken?

Fase 2

Als het antwoord op één of meer van volgende vragen nee is, dan is het aannemelijk dat er geen overeenstemming is tussen patiënt en professional over de inhoud en richting van de begeleiding. Extra aandacht voor of terugkeer naar het begin van fase 2 is dan noodzakelijk.
- Heb ik zicht op de mogelijke terreinen waarop problemen bestaan?
- Weet ik wat de langetermijndoelen zijn van dit contact? En weet mijn cliënt dat ook?
- Zijn cliënt en ik het eens over deze doelen?
- Heb ik een plan over hoe en wanneer de doelen bereikt zullen worden?

Fase 3

Als het antwoord op één of meer van volgende vragen nee is, dan is het aannemelijk dat er geen overeenstemming is tussen patiënt en professional over de wijze waarop de gestelde doelen bereikt moeten worden en wat daarna moet gebeuren. Extra aandacht voor of terugkeer naar het begin van fase 3 is dan noodzakelijk.
- Weet ik wat ik moet doen om de gestelde doelen te bereiken?
- Heb ik twijfels over hoeveel de cliënt doet en hoeveel ik doe?
- Heb ik een voldoende inhoudelijk aanbod wanneer de praktische problemen zijn opgelost en iemand redelijk functioneert in werk, familie/gezin, enzovoort?
- Weet ik wat er moet gebeuren als de gestelde doelen (grotendeels) bereikt zijn?

Uitzonderingen op het lineaire verloop

Volgens het hier gepresenteerde fasemodel begint iedere sociaal-psychiatrische begeleiding dus met het expliciteren van de werkrelatie (fase 1; zie ook hoofdstuk 5). Er zijn echter situaties waarin er geen tijd is voor het expliciteren van verwachtingen of het vormgeven van de relatie. Twee dringende zaken kunnen voorrang krijgen: een psychiatrische crisis of acute sociale problemen (of een combinatie daarvan). In beide gevallen is snel handelen nodig om erger te voorkomen, bijvoorbeeld omdat een psychiatrische opname of een huuropzegging dreigt.

In deze gevallen handelt de professional naar bevind van zaken, ofwel doet wat nodig is. Dat kan betekenen dat het sociale netwerk wordt gemobiliseerd of dat de professional actief contact zoekt met instanties of een psychiatrische opname organiseert. Dit zijn allemaal acties waarvoor de professional mogelijk geen mandaat heeft, omdat hierover nog niet gesproken is. Al deze urgente interventies moeten dus ook zo worden benoemd door de professional: als tijdelijk en noodzakelijk, ter voorkoming van een (ernstige) crisis. Ook moet de professional duidelijk laten weten dat na de crisis het gesprek over de vorm van het contact doorgaat, en de tijdens de crisisinterventie ontstane vorm van contact niet per definitie zo wordt voortgezet. Hierna wordt in een casus geschetst wat er kan mislopen als deze duidelijkheid er niet is.

Mevrouw Fernandez

Na een suïcidepoging en een kortdurende opname is mevrouw Fernandez voor sociaal-psychiatrische begeleiding verwezen naar een hulpverlener. Er wordt een steunend-structurerende begeleiding gestart, gericht op het 'bespreken van de problemen in het hier en nu waaraan cliënt wil werken'. Het contact tussen mevrouw Fernandez en hulpverleners komt vrij eenvoudig tot stand en verloopt goed. De behandeling bestaat voornamelijk uit gesprekken en medicatie, soms tijdelijk aangevuld met deeltijdbehandeling. Therapeutische successen worden echter nauwelijks geboekt; de klachten blijven bestaan. De behandeling wordt bemoeilijkt door regelmatige dissociatie en amnesie voor ingrijpende gebeurtenissen (zoals zelfbeschadiging). Regelmatig vraagt ze om uitbreiding van het hulpaanbod, vooral met 24-uursbereikbaarheid of psychiatrische thuiszorg. De frequentie van gesprekken is wisselend doch niet vaker dan eens in de twee weken.

Wanneer de behandelende hulpverlener naar een andere afdeling vertrekt, draagt hij de behandeling over aan een nieuwe hulpverlener. Enkele weken na deze overdracht vertelt mevrouw Fernandez te zijn beroofd op straat, wat haar zeer angstig maakt. De nieuwe hulpverlener biedt hierop extra hulp, om haar door deze moeilijke periode te helpen. Echter, de moeilijke fase lijkt niet op te houden en mevrouw Fernandez blijft de extra hulp nodig hebben. Door deze crisisachtige start, maakt de hulpverlener geen behandelplan en worden duidelijke afspraken over de gespreksfrequentie bemoeilijkt door een steeds herhaald appel van mevrouw Fernandez. Zo heeft ze de gewoonte rechtstreeks te bellen en een verhaal te beginnen, zonder de behandelaar te vragen of het schikt. Hoewel het op zeker moment wat beter gaat, blijft een gesprek over aard en doel van het contact achterwege.

De behandeling duurt voort, af en toe zijn er crises met tussendoor periodes van relatieve rust, vooral wanneer mevrouw Fernandez een tijdje een partner heeft. Regelmatig zijn er alarmerende berichten over haar gedrag.

Als het helemaal niet loopt

De in dit boek gepresenteerde methode voor sociaal-psychiatrische begeleiding is oorspronkelijk ontwikkeld voor patiënten die 'moeilijk' worden gevonden door professionals; mensen bij wie de 'gewone' aanpak vaak niet goed aanslaat. Veel activiteiten zijn er dan ook op gericht om de werkrelatie goed te houden, patiënt en professional steeds op elkaar te blijven laten afstemmen, enzovoort. Het is echter onvermijdelijk dat ook deze methode niet bij iedereen aanslaat. Als dat zo is, heeft dat bijna altijd te maken met problemen in fase 1 en de wijze waarop patiënt en professional met elkaar omgaan. Als het niet lukt om overeenstemming te bereiken in of over fase 1, dan blijft de begeleiding in die fase tot er wel overeenstemming is. Dat kan ook betekenen dat patiënt en professional overeenkomen dat ze niet samen verdergaan.

Enkele beschrijvingen van 'moeilijke' gevallen en wat te doen in sociaal-psychiatrische begeleiding zijn terug te vinden in Koekkoek e.a. (2008, 2010d) en Koekkoek en Van Tilburg (2010).

4.3 Structuur in het contact

Naast een fasering bestaat sociaal-psychiatrische begeleiding ook uit steeds terugkerende elementen, die de structuur van afzonderlijke gesprekken en de begeleiding als geheel bepalen. Omdat sociaal-psychiatrische begeleiding geen strak geprotocolleerde hulpvorm is, bestaat het risico dat ieder gesprek en iedere afspraak een andere kant op gaat dan de voorgaande keer. Tenzij de professional er een bepaalde richting aan geeft, door een rode draad vast te houden en de continuïteit voor zowel patiënt als professional te waarborgen (zie ook Koekkoek, 2004b).

In sociaal-psychiatrische begeleiding is een aantal elementen zeer nuttig gebleken om die lijn vast te houden (in tabel 4.3 staan deze elementen uitgebreider beschreven).
- *Agenda maken*. Patiënt en professional maken samen een agenda met punten die ze in ieder geval in het gesprek willen bespreken.
- *Terugkijken op de periode tussen het huidige en vorige gesprek*. De professional nodigt de patiënt uit om te reflecteren op de afgelopen periode.
- *Doelen relateren aan de gespreksonderwerpen*. De professional nodigt de patiënt uit om gespreksonderwerpen (agendapunten) te relateren aan de geformuleerde doelen van sociaal-psychiatrische begeleiding.
- *Terugkijken op het gesprek*. Patiënt en professional kijken samen terug op het afgelopen gesprek en bekijken of de agendapunten aan de orde zijn geweest.
- *Invullen van een vragenlijstje over het gesprek (SRS) en eventueel de voortgang (ORS)*. Patiënt en professional vullen beiden een korte vragenlijst in over het contact; de patiënt vult er eventueel een in over het beloop.

> In scène 1 op de bijgevoegde dvd wordt een agenda gemaakt, in scène 4 wordt de SRS ingevuld en besproken en in andere scènes wordt teruggekomen op de agenda en de doelen.

4.4 Gespreksmethoden

In sociaal-psychiatrische begeleiding zoeken we naar gespreksmethoden die de cliënt in staat stellen om zelf problemen op te lossen. Daarmee staat de wijze van gespreksvoering dus in dienst van het motiveren en faciliteren van de eigen mogelijkheden van de cliënt. De professional neemt niet de positie in van de expert die weet hoe dingen in elkaar zitten, maar probeert de cliënt

Tabel 4.3 Structurele elementen, doel en uitwerking in sociaal-psychiatrische begeleiding.

Element	Doelen	Uitwerking
Agenda maken	Gezamenlijk verantwoordelijkheid nemen voor de richting van het gesprek. Vaststellen welke zaken aan de orde moeten komen. Een neutrale start van het gesprek mogelijk maken. De cliënt uitnodigen om prioriteiten aan te geven.	'Welke punten wil jij in elk geval bespreken vandaag?' 'Hoe belangrijk is dat punt, vergeleken met de andere punten?' 'Hoeveel tijd hebben we daarvoor nodig denk je?' 'Ik wil in ieder geval de volgende dingen bespreken. En jij?'
Terugkijken op periode tussen huidige en vorige gesprek	Gezamenlijk focussen op de continuïteit van de begeleiding. Ruimte bieden aan belangrijke dingen die besproken moeten worden, voordat de agendapunten aan bod komen. De focus verplaatsen van het hier en nu naar de afgelopen periode.	'Welke dingen hadden we nog staan van ons vorige gesprek?' 'Hoe is het gegaan sinds de laatste keer dat we elkaar spraken?'
Gespreksonderwerpen of agendapunten relateren aan de doelen	De rode draad van de begeleiding laten terugkomen in iedere bijeenkomst.	'Hebben deze punten ook te maken met een van de doelen van deze begeleiding?' 'Op welke manier heeft het bezig zijn met deze thema's te maken met de doelen die we samen hebben opgesteld?'
Terugkijken op het gesprek	Het proceskarakter (begin, midden, eind) van het contact benadrukken. Beiden de gelegenheid geven te reflecteren op de vorm en inhoud van het gesprek. Afstand nemen van het concrete besprokene en stilstaan bij het proces van de afzonderlijke contacten en de begeleiding als geheel.	'Hoe vond je dit gesprek?' 'Hebben we besproken wat we moesten bespreken?'
Invullen vragenlijstje over gesprek (SRS)	Samenwerking en overeenstemming monitoren. Meten van het beloop van de contacten en het resultaat.	'Zullen we allebei even dit vragenlijstje invullen?' 'Wil je nog iets zeggen over je score?' 'Wil je nog iets zeggen over het verschil tussen jouw en mijn score?'

zelf op het spoor te zetten van dingen die anders kunnen. De ervaring leert dat de doelgroep van onze vorm van sociaal-psychiatrische begeleiding - niet-psychotische chronische patiënten - zich weliswaar vaak zelf aanmeldt voor hulp, maar niet per definitie in de startblokken staat om veranderingen in het leven door te voeren. Dat is begrijpelijk: iedere verandering is een verstoring van het bestaande evenwicht en is vaak lastig uit te voeren.

De meeste mensen staan vaak ambivalent tegenover veranderingen. Wie overweegt naar een andere baan te solliciteren omdat de lol van het huidige werk af is, doet dat vaak met gemengde gevoelens. Misschien zijn de huidige collega's wel erg leuk of brengt een nieuwe baan taken en verantwoordelijkheden die te zwaar zijn. Bij sommige patiënten is deze ambivalentie minstens zo groot, zijn de sociale problemen groter en het inzicht in en overzicht over oplossingsmogelijkheden kleiner. Juist in zulke situaties is het verleidelijk om als professional de leiding te nemen en vanuit de eigen kennis en ervaring oplossingen aan te reiken. Maar deze oplossingen en suggesties werken vaak niet.

Mevrouw Greveling

Mevrouw Greveling is verwezen door de huisarts vanwege terugkerende depressieve gevoelens, relatieproblematiek en de neiging zich sociaal te isoleren. Zij heeft twee kinderen (5 en 8) en woont in een oude stadswijk waar steeds meer tweeverdieners en steeds minder gezinnen wonen. Veel mensen zijn overdag naar hun werk. Mevrouw Greveling werkt niet en haar man verdient eigenlijk onvoldoende om rond te komen met het gezin.

H (in het tweede gesprek): 'Wat is uw doel voor deze gesprekken?'
P: 'Pfff, dat zou ik echt niet weten, hoor.'
H: 'Nee?'
P: 'Me beter voelen?'
H: 'Bijvoorbeeld, of meer sociale contacten aangaan. Of een baantje zoeken.'
P: 'Zou kunnen ...'
H (leunt voorover): 'Hoe zou u dat kunnen bereiken?'
P (moeilijk kijkend): 'Bereiken? Wat bereiken?'
H (nog wat naar voren leunend): 'Nou, bijvoorbeeld meer contacten of betaald werk.'
P (onderuit gezakt in stoel met armen over elkaar): 'Geen idee.'

Commentaar
Vanuit het gezichtspunt van de hulpverlener is de probleemanalyse snel gemaakt en is de oplossingsrichting ook duidelijk: als cliënte gaat werken, zullen het sociale isolement, de financiële problematiek en mogelijk ook de relatieproblematiek vanzelf afnemen. Maar cliënte heeft een heel ander beeld van de situatie. Als cliënte het idee van de hulpverlener niet enthousiast oppakt, is het verleidelijk om haar te beoordelen als niet-gemotiveerd, moeilijk, enzovoort. Hoe cliënte tegen de situatie aankijkt weten we niet op basis van deze

korte beschrijving. Het is echter voorstelbaar dat er een behoorlijke kloof is tussen haar achtergrond en die van de hulpverlener. Zij komt mogelijk uit een gezin waarin de moeder nooit heeft gewerkt en waarin laagdrempelige contacten met buren en moeders van school centraal stonden. Gebruik maken van psychiatrische hulp kan in haar sociale kring als een teken van zwakte of gekte worden gezien. De suggesties van de hulpverlener kunnen haar voorkomen als zaken uit een andere wereld waartoe ze niet behoort en ook niet echt wil behoren.

Meneer Henssen

Meneer Henssen is in de afgelopen vijftien jaar regelmatig in en uit psychiatrische zorg geweest. Zijn klachten wisselden nogal: van depressie, via angst tot PTSS. Klachtgerichte behandelingen hebben nooit blijvend resultaat opgeleverd. Meneer Henssen is sinds elf jaar volledig arbeidsongeschikt en woont alleen in een kleine huurflat, net buiten het centrum van een grote stad. Hij maakt gebruik van talloze voorzieningen in de stad en in het psychiatrisch centrum. Na een tijd uit beeld te zijn geweest, heeft hij zich opnieuw aangemeld en wordt toegewezen aan een hulpverlener.

Hierna wordt het eerste gesprek, na de kennismaking, deels weergegeven.

H: 'Wat verwacht u van onze gesprekken?'

P: 'Nou ja, gewoon, hè? Zo gaat het ook niet, toch? Ik loop al jaren in de psychiatrie en nu even een tijdje niet en dan zie je toch dat het weer minder gaat. Dat ik het toch nodig heb, als het ware.'

H: 'Oké, dus u had toch weer hulp nodig, zegt u. En wat verwacht u van die hulp?'

P: 'Met mij is het toch zo dat ik eigenlijk prima functioneer, mijn dingetjes doe en lekker bezig ben. Maar soms moet je gewoon wat extra's hebben.'

H: 'Hmm ...'

P: 'Gewoon hulp eigenlijk, hè? Ik red het niet zonder hulp. Ik heb een goede behandelaar nodig, die me een beetje stuurt.'

H: 'Oké, dus u wilt graag adviezen krijgen hoe uw leven vorm te geven?'

P: 'Nou, mijn leven vormgeven kan ik wel - dat is het punt niet. Het gaat meer om de basis, zeg maar. Het basisgevoel.'

Commentaar 1
Ondanks de pogingen van de hulpverlener om dit gesprek richting te geven, gaat het eigenlijk nergens heen. Meneer Henssen is een ervaren patiënt die psychiatrische zorg meer als een vanzelfsprekendheid lijkt te beschouwen, dan als een activiteit met een begin en een eind. Een rechtstreekse benadering ('Wat is uw doel?') lijkt weinig succesvol te zijn.

Commentaar 2
In dit voorbeeld wordt terloops duidelijk hoe lastig het voor patiënt en hulpverlener is om vanuit het 'niets' te gaan praten over de richting en doelen van de begeleiding. Dit kan worden ondervangen door het eerst te hebben over de wederzijdse verwachtingen in het contact met elkaar.

Congruentie en incongruentie

Uit voorgaande voorbeelden blijkt dat verandering vaak niet zonder slag of stoot gaat. In dit boek gaan we ervan uit dat mensen in sociaal-psychiatrische begeleiding altijd iets extra's nodig hebben om tot verandering te komen; was dat niet zo, dan hadden ze waarschijnlijk kunnen volstaan met geen of een andere vorm van hulp. Dat uitgangspunt is terug te vinden in de uitgebreide aandacht voor de relatie en de doelen van de behandeling. Maar ook de gesprekstechnieken sluiten daarbij aan: in plaats van rechtstreeks op het

Tabel 4.4 Gesprekstechnieken bij congruentie en incongruentie

Congruente professional	Incongruente professional
is actief	is afwachtend
zoekt verdieping	blijft aan de oppervlakte
zoekt een verklaring voor levensproblemen	zoekt verklaring voor communicatieproblemen
is doelgericht	is procesgericht
geeft adviezen	onthoudt zich van adviezen en suggesties
probeert te overtuigen	doet een vrijblijvende suggestie
geeft huiswerk mee	suggereert over iets na te denken
bepaalt (of verhoogt) het tempo	volgt het tempo van de cliënt of remt iets af
schrijft alvast een conceptbehandelplan	wacht tot de cliënt met ideeën komt

doel af te gaan (congruentie), kiezen we een omweg om bij de patiënt aan te sluiten (incongruentie). Tabel 4.4 geeft een overzicht van een aantal meer en minder congruente technieken.

Er zijn veel verschillende vormen van incongruente communicatie en gespreksmethoden. De genoemde losse technieken zijn deels uitgewerkt tot samenhangende gespreksmethoden. In tabel 4.5 zetten we enkele van deze (deels willekeurig gekozen) technieken op een rijtje, geordend van sterk incongruent tot meer congruent.

Tabel 4.5 Gespreksmethoden: van incongruent naar congruent.

	Gespreksmethode	Bron
Incongruent	Paradoxale therapie	Rijnders en Evers[*]
	Provocatieve therapie	Wijnberg[*]
	Relatiemanagement	Dawson en MacMillan[**]
	Motiverende gespreksvoering	Miller en Rollnick[**]
	Oplossingsgerichte therapie	De Shazer, Jong en Berg[***]
	Cognitieve gedragstherapie	Beck, Linehan en McCullough[***]
Congruent	Cliëntgerichte psychotherapie	Rogers[*]

[*] Deze methoden worden niet uitgewerkt in dit boek (zie o.a. Rijnders & Evers, 1982; Wijnberg, 2004; Rogers, 1951).
[**] Deze methode wordt uitgewerkt in dit hoofdstuk.
[***] Deze methode wordt deels uitgewerkt in hoofdstuk 6.

Hierna zullen we de in ons model gebruikte gespreksmethoden verder uitwerken. We kiezen daarbij voor de methoden die naar ons idee zowel:
– het best uitvoerbaar zijn door professionals die sociaal-psychiatrische begeleiding bieden;
– het best aansluiten bij het grootste deel van de heterogene groep patiënten in sociaal-psychiatrische begeleiding;
– de sterkste wetenschappelijke evidentie kennen (zie ook Koekkoek e.a., 2010c).

Om ze werkelijk onder de knie te krijgen, is meer scholing en vooral oefening nodig dan alleen erover lezen. Toch geven we hier graag een eerste aanzet.

Basishouding: validatie

Validatie, de door ons voorgestelde basishouding in sociaal-psychiatrische begeleiding, is niet in tabel 4.5 te vinden. Dat komt omdat deze houding soms congruent is en soms als incongruent ervaren kan worden. Validatie als attitude komt terug in talloze therapieën, maar wordt onzes inziens het meest actief en bewust ingezet in de dialectische gedragstherapie van Line-

han (1993). Hoewel in deze behandeling verschillende niveaus van validatie worden beschreven, deels samenhangend met specifieke elementen van de therapie en daardoor iets minder geschikt voor dit boek (Van den Bosch, 2009), volstaan we hier met drie vormen van validatie:
- de professional neemt oordeelvrij waar wat er gebeurt en wat een cliënt vertelt of doet, zonder daarbij andere informatiebronnen te betrekken;
- de professional reflecteert accuraat en drukt daarmee uit dat hij zich wil verdiepen in de cliënt en wil begrijpen wat hem tot bepaalde acties brengt;
- de professional benoemt het gedrag als begrijpelijk in de situatie van dat moment.

Mevrouw Iniesta

Een hulpverlener wordt gebeld door een cliënt op de vaste telefoon in zijn kantoor, maar is op dat moment in gesprek met een andere cliënt. Het gesprek met de cliënt in de kamer bevindt zich net op een belangrijk punt, waarop het onbeleefd en zelfs ongevoelig zou zijn om een uitgebreid telefoongesprek te gaan voeren met iemand anders. De telefoon blijft echter overgaan, wat zo storend is dat de hulpverlener zegt dat hij toch even wil opnemen om de beller te laten weten dat hij midden in een gesprek zit. Als de hulpverlener de telefoon opneemt blijkt het een bekende cliënte te zijn - mevrouw Iniesta - die in één adem zegt 'er helemaal doorheen te zitten', door 'die klootzak van een vent' en op het punt te staan 'voor de trein te springen'. Er zijn inderdaad stationsgeluiden op de achtergrond hoorbaar.

H: 'Dat is een ernstige situatie waarin je verkeert. Ik ben erg blij dat je me op tijd belt, voordat je iets onomkeerbaars doet. Ik begrijp dat het bijna onhoudbaar voor je moet zijn, maar ik zit er wel mee dat ik midden in een belangrijk gesprek zit met een andere cliënt. Hoe graag ik ook zou willen, ik kan dat nu niet zomaar afbreken. Ik wil je dus vragen om tien minuten geduld te hebben, even te gaan zitten op een bankje, of een kop koffie in de stationshal te halen, tot ik je over tien minuten terugbel. Is dat haalbaar?'

P: 'Haalbaar, haalbaar ...?! Ik zal wel moeten, bedoel je! Wat is dat nou voor vraag! Natuurlijk is dat niet haalbaar. We zien het wel' (gooit hoorn op de haak).

H (tegen cliënt in kamer): 'Er is een acute situatie met een andere cliënt van mij, maar ik heb gezegd dat ik over tien minuten terugbel. Ik vond het niet juist om ons gesprek zo maar ineens te onderbreken, maar ik zal toch wel over uiterlijk tien minuten moeten terugbellen. Kun je daarmee leven?'

De cliënt in de kamer lijkt allang blij dat het gesprek niet wordt onderbroken en stemt direct in. De hulpverlener let erop dat het gesprek inderdaad tijdig wordt afgerond zodat hij over maximaal tien minuten kan terugbellen. Mevrouw Iniesta neemt na één keer overgaan op.

P: 'Zo, heb je nu wel tijd voor me?'

H: 'Ja, ik heb nu tijd voor je. Buitengewoon knap trouwens dat je het die tien minuten hebt kunnen redden. En nogmaals mijn complimenten voor het feit dat je me belt.'

Commentaar
De hulpverlener gebruikt verschillende validatiestrategieën gedurende de korte conversaties. Hij erkent de buitengewoon moeilijke situatie, benoemt het bellen als zeer adequaat op dit moment en doet zijn best zijn inleving duidelijk te maken ('Ik begrijp dat het bijna onhoudbaar voor je moet zijn').

Meneer Jansen

Meneer Jansen is een 43-jarige sombere, teruggetrokken man met veel behoefte aan erkenning en een hardnekkig drankprobleem. Zijn huwelijk is stukgelopen op zijn drankgebruik, hij heeft nauwelijks contact met zijn zoons en woont in bij zijn ouders. Hij heeft geen werk en voert weinig uit overdag. Bij een afspraak met zijn hulpverlener valt hij met de deur in huis.
P: 'Nou, ik ben gisteren weer flink doorgezakt, dus je zult me wel een slappe zak vinden. Dat vindt iedereen, dus jij kunt er ook nog wel bij.'
H: 'Tja, het is verleidelijk om dat slap van je te vinden. Maar je zult er vast een goede reden voor hebben gehad. En je zit hier toch maar mooi weer om elf uur 's ochtends. Ik stel voor dat we het drankgelag van gisteren het eerste gespreksonderwerp op de agenda maken. Oké?'

Commentaar
De hulpverlener valideert de komst van meneer Jansen en vermijdt hem af te wijzen, maar zet het probleem drankgebruik wel meteen op de agenda. Daarmee is de angel ('Je zult me wel een slappe zak vinden') uit de interactie gehaald en het drinken tot een probleem ter bespreking gemaakt. Bovendien is het niet langer een verwerpelijke gedraging van een onverbeterlijke alcoholist. In deze situatie moet de hulpverlener wel degelijk moeite doen om zijn cliënt geen slappe zak te vinden. De enige manier waarop dat lukt is door niet het gedrag zonder meer af te keuren maar door de aanname te doen dat er 'vast een goede reden' voor was.

Uit voorgaande voorbeelden wordt duidelijk dat validatie zowel congruent als incongruent kan zijn. Het vragen om tien minuten te wachten met 'iets onomkeerbaars' doen is vrij onverwacht en daarmee incongruent voor de patiënt. Het complimenteren met het komen naar de afspraak of het bellen op het moment van crisis is weer vrij congruent, ook al wordt het vaak vergeten. Effectief valideren is niet eenvoudig: vaak zit het eigen (voor)oordeel van de professional een validerende reactie in de weg. Ook wordt een als valide-rend bedoelde opmerking niet altijd zo geïnterpreteerd. Toch beschouwen we validatie als de noodzakelijke basis die een effectieve sociaal-psychiatrische begeleiding mogelijk maakt. Op die basis kunnen andere gespreksmethoden worden gezet, zoals relatiemanagement en motiverende gespreksvoering.

4.5 Gespreksmethode 1: relatiemanagement

Achtergrond

'Relationship management' ofwel relatiemanagement is ontwikkeld door twee Canadese psychiaters (Dawson & MacMillan, 1993). De aanpak, die eigenlijk geen gestructureerde methode maar meer een houding is, werd ontwikkeld vanuit en voor het werken met borderlinepatiënten. Deze patiënten worden vaak gezien als 'moeilijke' patiënten die de werkrelatie met de professional erg onder druk kunnen zetten. Hoewel tamelijk vaak geciteerd en in de praktijk veel gebruikt, kreeg het boek weinig wetenschappelijke navolging, met uitzondering van één studie over ernstige borderlinepatiënten (Hoch e.a., 2006).

Basisconcept

Het concept van relatiemanagement is dat de hulpverlener niet de hem toegewezen rol inneemt en daardoor ander gedrag bij de patiënt uitlokt. Dit idee komt voort uit de observatie dat sommige patiënten, vaak (maar niet uitsluitend) mensen met een borderlinestoornis, niet effectief reageren op een helpende houding van professionals. Té helpend gedrag van hulpverleners wordt daarmee dus ineffectief en moet vermeden worden. Dergelijk gedrag kan ertoe leiden dat de cliënt zich minder adequaat gedraagt en zelfs schade oploopt (Kalse, 2000; Fonagy & Bateman 2006). Zo is bekend dat onder bepaalde omstandigheden, bijvoorbeeld een zeer restrictieve of controlerende ggz-setting, zelfbeschadigend gedrag kan toenemen (Paris, 2004; Koekkoek, 2004c).

Praktische uitwerking

De professional moet, om relatiemanagement goed uit te voeren, vooral heel goed op zichzelf letten. Hij moet het tempo van het gesprek verlagen, stil blijven als de cliënt visjes uitgooit, zich niet direct verantwoordelijk voelen en steeds in gedachten houden dat het voornaamste doel van relatiemanagement is geen schade aan te richten. Hij moet de patiënt verantwoordelijk maken en houden, moet alles wat met het contact of de behandeling te maken heeft direct en open bespreken en er steeds voor waken niet in een helpende of beter wetende rol te stappen.

Mevrouw De Kroon

Een cliënt vertelt een baan te hebben gevonden, waarop de hulpverlener in de verleiding komt heel enthousiast (dus congruent) te reageren.
P: 'Ik heb een baan gevonden.'
H: 'O, wat dan?'
P: 'Bij de HEMA.'
H: 'Als verkoopster?'
P: 'Nee, als schoonmaakster.'
H: 'Prachtig. Gefeliciteerd!'
P: 'Nou, zo leuk is het niet, hoor. Je bent het laagste van het laagste daar.'
H: 'Ah, ik snap het. Thuis zitten is dan misschien toch beter.'
P: 'Nee, nee, het is wel goed om bezig te zijn.'

Commentaar
De hulpverlener lokt met haar enthousiasme een negatieve respons van de cliënt uit. Als de hulpverlener vervolgens zou gaan zeggen dat het toch best leuk is, zou die negatieve respons nog versterkt worden. In plaats daarvan neemt ze gelijk gas terug, door middel van een milde paradoxale opmerking, waarna de cliënt weer ruimte heeft om enthousiast te zijn.

Meneer Lasardi

P: 'Het ging de afgelopen week weer helemaal niet.'
H: 'O.'
P: 'Ik heb van alles geprobeerd, maar niks helpt ... Ik moet gewoon hulp hebben.'
H: 'O, wat vervelend dat tot nu toe nog niets helpt.'
P: 'Het interesseert je niet erg geloof ik, hè? Je zit maar stommetje te spelen en "o" te mompelen.'
H: 'Het is niet zozeer dat het me niet interesseert. Ik zie alleen nog niet direct hoe ik je situatie kan veranderen. Daarom reageer ik wat afwachtend.'
P: 'Mooie boel is dat. Ik kom hier toch voor hulp, of niet dan?'
H: 'Dat lijkt me ook. Ik heb alleen niet meteen een standaardpakket aan hulp klaarliggen. We moeten eerst samen goed uitzoeken wat jou kan helpen om je anders te voelen.'
P: 'Ja, ja. Maar jij hebt hier toch voor gestudeerd? Als ik bij de huisarts kom, vraagt die toch ook niet wat voor antibiotica ik wil?'
H: 'Klopt, maar we hebben het hier ook niet over antibiotica, maar over manieren waarop jij je leven weer in eigen hand krijgt. Dat gaat niet met een kuurtje van een week.'
P: 'Nee. Oké, dat snap ik ook wel.'

> *Commentaar*
> De hulpverlener geeft bewust geen reactie of reflectie en stelt ook geen wedervraag, maar wacht actief af. De patiënt voelt zich echter te weinig gezien en verzet zich tegen de afwachtende houding van de hulpverlener, waarop die met meer tekst en uitleg komt maar zich niet laat verleiden om direct allerlei dingen te gaan doen of regelen voor de patiënt.

Relatiemanagement lijkt een tamelijk eenvoudige gespreksmethode, waarbij de professional lekker achterover kan leunen. Niets is minder waar: van de cliënten bij wie relatiemanagement een effectieve aanpak is, zijn er veel die direct merken dat de professional op routine leunt of met zijn of haar gedachten elders is. De professional moet dus scherp zijn en zich constant focussen op het metaniveau van de communicatie.

▼ | Zie scène 5 op de bijgevoegde dvd.

4.6 Gespreksmethode 2: motiverende gespreksvoering

Achtergrond

'Motivational interviewing' ofwel motiverende gespreksvoering (MG) is ontwikkeld door twee psychologen: Miller (uit de Verenigde Staten) en Rollnick (uit Groot-Brittannië). De methode was aanvankelijk vooral bedoeld voor mensen met verslavingsproblemen, maar wordt nu ook toegepast op allerlei andere gebieden waar het doel gedragsverandering is. Niet alleen psychische problemen maar ook andersoortige zaken (zoals het handhaven van een dieet of het zich houden aan gedragsvoorschriften) worden benaderd met motiverende gespreksvoering. Het wetenschappelijk bewijs voor de effectiviteit van MG is vrij sterk: er zijn veel gerandomiseerde studies en er is een meta-analyse die duidelijk aantoont dat MG beter werkt dan andersoortige gespreksvormen.

Basisconcept

Motiverende gespreksvoering is een directieve en tegelijkertijd cliëntgerichte gespreksvorm, waarin discrepantie wordt vergroot en de ambivalentie van de cliënt wordt onderzocht en zo mogelijk wordt opgelost. Discrepantie verwijst naar het verschil tussen twee kanten van een situatie, bijvoorbeeld regelmatig te veel drinken om lol te hebben versus op het werk minder goed functioneren door een kater. Het openlijk bespreken van voor- en nadelen van beide kanten en van het wel of niet veranderen, is een belangrijk onderdeel van MG.

Globaal bestaat MG uit vier onderdelen:
- empathisch inleven in de situatie en ambivalentie van de cliënt;
- discrepantie vergroten tussen de twee kanten van de medaille;
- meebewegen met de weerstand die de cliënt heeft om te veranderen;
- zelfvertrouwen ondersteunen van de cliënt in zijn of haar stappen om dingen anders te doen.

Praktische uitwerking

In een recent artikel vatten de ontwikkelaars van MG een aantal stappen bondig samen (Rollnick, 2010).
- *Hanteer een coachende stijl.* Stel open vragen en nodig de patiënt uit hoe en waarom hij zou veranderen. Luister om de beleving van de patiënt te begrijpen en vat het verhaal samen in korte zinnen of reflecties, zoals: 'Stoppen met roken voelt als te zwaar op dit moment.' Zulke uitspraken drukken empathie uit, nodigen de ander uit tot toelichten en zijn vaak de beste manier om op weerstand te reageren. Vraag toestemming om informatie te geven (bijvoorbeeld over stoppen met roken), geef deze en benoem ook de mogelijke gevolgen voor de patiënt.
- *Gebruik nuttige strategieën uit je 'toolbox'.* Maak een agenda ('Wat veranderen?'), bepaal voors en tegens ('Waarom veranderen?'), bepaal het belang ('Waarom?') en het zelfvertrouwen ('Hoe?'), wissel informatie uit en neem besluiten over verandering ('Doelen?').
- *Reageer vaardig maar behoedzaam op de taal van de patiënt.* Lok 'verandertaal' uit, bijvoorbeeld door middel van de volgende vragen: 'Over welke veranderingen wil je het liefste praten?', 'Wat heb je gemerkt aan ...?' (vul in: in bed blijven liggen, drinken, boos worden), 'Hoe belangrijk is het voor je om ... te veranderen?', 'Hoe zeker voel je je dat je ... kunt veranderen?', 'Welke voordelen zie je van ... veranderen?', 'Welke nadelen zie je van ... veranderen?', 'Wat is voor jou het belangrijkste?', 'Hoe zullen dingen er uitzien als je ... veranderd hebt?', 'Op welke manier ...?', 'Waar brengt je dat nu?'

Mevrouw Martinez

P: 'Ik wil het graag hebben over de relatie met mijn moeder.'

H: 'Dat kan. Ik zou het graag ook over de begeleidingsdoelen hebben, maar misschien kunnen we wat combineren. Wat wil je over de relatie met je moeder bespreken?'

P: 'Dat die ontzettend slecht is. Omdat zij me niks gunt ... Ze gunt me mijn vriend niet, mijn huis niet, mijn nieuwe televisie niet. Niks. Helemaal niks.'

H: 'Oké ...'

P: 'Dat dus. Daar word je toch gek van?'

H: 'Dat lijkt me inderdaad erg vervelend. Maar wat gaan we daar nu samen over bespreken? Want zo te horen is het niks en kan het ook niet veel worden.'

P: 'Nou, ze moet dus gewoon een beetje beter naar me gaan luisteren.'
H: 'Oké, dat zou je graag willen. Dat ze beter naar je luistert?'
P: 'Ja.'
H: 'En als ze beter luistert, gunt ze je dan ook meer? Of heeft dat weinig met elkaar van doen?'
P: 'Nou, dat is het dus, hè? Ze praat alleen maar over zichzelf. En als ik wat vertel, houdt ze even haar mond en even later praat ze weer verder. Net alsof niemand anders wat gezegd heeft. Alleen haar eigen verhaal: bla bla bla.'
H: 'Ik snap het. Dus je vindt dat je moeder erg veel over zichzelf praat en daardoor weinig interesse voor jou toont?'
P: Weinig? Zeg maar gerust: géén interesse!'
H: 'Komt ze wel eens bij je langs?'
P: 'Bijna elke dag.'
H: 'Dus ze toont wel enige belangstelling voor je?'
P: 'Als langskomen, op de bank ploffen en je snater opentrekken belangstelling is, dan wel ja.'
H: 'En wat doe jij dan, als ze dat doet?'
P: 'Ja en amen zeggen. Knikken. Thee zetten. Dat soort dingen.'
H: 'Dus je maakt het haar gemakkelijk, zeg maar.'
P: 'Nou ja, ik klets niet zoveel hoor.'
H: 'Dat weet ik ... Maar je maakt het mogelijk dat ze bij jou haar verhaal komt doen, dat ze constant aan het woord is. Daar doe je niet veel tegen, toch? Sterker nog: je knikt, zegt ja en brengt haar een kopje thee, zodat ze geen droge mond krijgt ...'
P: 'Ja, ja, dat zal allemaal wel. Maar zij ouwehoert toch zoveel, niet ik toch?'
H: 'Klopt. Althans, dat zeg jij', (lachend), 'maar wij kunnen hier niet je moeder gaan zitten veranderen. Dat gaat ons niet lukken.'
P: 'Kan ze niet eens meekomen? Dan kun je het zelf zien. En dan kun je ook eens even zeggen dat ze zich een beetje gedeisd moet houden.'
H: 'Ik vind het een prima plan om haar mee te nemen. Maar ik ga haar niet vertellen wat ze moet doen. Ik ken haar niet en mensen vertellen wat ze moeten doen werkt meestal niet zo goed. Dus we moeten toch iets anders verzinnen.'
P (zuchtend): 'Daar was ik al bang voor.'

Commentaar
In dit gesprek is motiverende gespreksvoering, nog vrij basaal, gericht op het verleggen van de focus van mevrouw Martinez van haar moeder naar de interactie tussen haarzelf en haar moeder. De hulpverlener doet dat door vragen te stellen, samen te vatten en soms een reactie uit te lokken. De hulpverlener beweegt mee met de weerstand die cliënte heeft versus zelf veranderen, en is empathisch met de cliënte die aandacht tekort komt. De hulpverlener probeert ondertussen de discrepantie te vergroten tussen 'Ik ben niet tevreden' en 'Zij moet het maar doen', door de onvrede te exploreren en te benadrukken dat dit gesprek de moeder van cliënte niet zal gaan veranderen. Aan het einde

van dit fragment lijkt cliënte aan te voelen dat ze zelf ook iets moet doen om een verandering te bewerkstelligen.

> Zie scène 6 op de bijgevoegde dvd.

4.7 Gespreksmethode 3: oplossingsgerichte gespreksvoering

Achtergrond

'Solution-focused therapy' ofwel oplossingsgerichte therapie is ontwikkeld door De Shazer en Berg in de jaren zeventig en tachtig van de vorige eeuw, voortbordurend op het werk van Erikson en anderen. Het is een van oorsprong systemische benadering. De laatste jaren wordt de oplossingsgerichte therapie steeds vaker uitgevoerd in Nederland en besteden psychiatrische tijdschriften er veel aandacht aan. Effectonderzoek richt zich op uiteenlopende groepen patiënten en de uitkomsten zijn bemoedigend (MacDonald, 2007).

Basisconcept

Oplossingsgerichte therapie gaat sterk uit van de waarde van 'solution talk' ofwel het praten over de oplossing in plaats van over het probleem. De methode houdt rekening met de veranderingsbereidheid van de patiënt en definieert op basis daarvan de relatie tussen patiënt en professional. Deze relatie kan klanttypisch zijn (de patiënt is een klant die hulp komt halen), klaagtypisch zijn (de patiënt gebruikt het contact vooral om te laten weten wat de problemen zijn en wat er niet lukt) of bezoekertypisch (de patiënt is door een ander gestuurd en zou het liefst snel weer vertrekken). Het belangrijkste theoretische uitgangspunt is dat de oplossing niet vanzelfsprekend het tegengestelde van het probleem is, maar ook iets heel anders kan zijn. Zo hoeft de oplossing voor het probleem 'Ik ben mijn baan kwijt' niet het vinden van een andere baan te zijn. Dat uitgangspunt schept ruimte om te praten over waar de patiënt naartoe wil, niet over waar hij vooral níet wil zijn.

Praktische uitwerking

Oplossingsgerichte therapie maakt veel gebruik van vragen aan en opdrachten aan de cliënt. Bijvoorbeeld de vraag naar uitzonderingen: zijn er situaties waarin het probleem niet of minder aanwezig is? Wanneer dit het geval is, volgt de vraag hoe dat komt, hoe dat voelt en wat de cliënt dan doet. Een andere techniek is het vragen naar op een schaal van 1 tot 10 inschatten van het probleem, het zelfvertrouwen van de cliënt, enzovoort. Deze vragen dwingen de cliënt een genuanceerder onderscheid te maken in situaties: niet alleen slecht of goed of ja of nee, maar ook de grijstinten er tussenin. Bovendien geeft het de professional de gelegenheid te vragen naar dat wat er al wel is, bijvoorbeeld als iemand zegt: 'Mijn zelfvertrouwen schat ik in op 5', is de vraag: 'Wat maakte je zelfvertrouwen een 5 en niet een 4 of een 3?'

De laatste techniek die we hier bespreken is die van de wondervraag. De cliënt wordt hierbij gevraagd zich voor te stellen dat er in zijn of haar slaap een wonder zou gebeuren, waardoor het probleem wordt opgelost. Vervolgens vraagt de professional wat er zou zijn veranderd als de cliënt wakker zou worden. Wat doet, denkt, zegt en voelt de cliënt dan anders dan normaal? En hoe zou de omgeving de verandering opmerken en erop reageren?

Meneer Niedorf
P: 'Het ging de afgelopen week weer helemaal niet.'
 H: 'Wat vervelend ... waren er ook momenten dat het beter ging deze week?' (gaat oplossingsgericht te werk en vermijdt te praten over dat het 'niet ging').
 P: 'Nou, niet veel.'
 H: 'Niet veel ...?'
 P: 'Nee, niet bar veel, nee ... Ik geloof dat het deze week wel iets beter ging met boodschappen doen. Ik ben drie keer naar de winkel geweest. Vorige week eigenlijk maar één keer.'
 H: 'Dat is mooi, zeg, drie keer ... Hoe is je dat zo gelukt?'
 P: 'Nou ja, ik dacht: ik moet toch eten. Ik kan niet eeuwig op een pak crackers blijven teren.'
 H: 'Ja ja. Dus je dacht: ik moet mezelf een beetje gezond houden.'
 P: 'Ja, zoiets ja. Niet dat het veel helpt, hoor. Zoveel groenten heb ik niet gekocht bij de winkel.'
 H: 'Dat snap ik, ik ben ook niet zo gek op groenten ... Maar welke groente had je dan wél gekocht?' (probeert consequent op het positieve spoor te blijven, al kost dat de nodige moeite).

Zie scène 7 op de bijgevoegde dvd.

Aanbevolen literatuur

Kalse (2000). *Het Vanellus-fenomeen*. Een van de weinige Nederlandstalige artikelen over relatiemanagement. Spitst zich weliswaar sterk toe op patiënten met borderlineproblematiek, maar is wel illustratief voor de methode als geheel.
Schippers & De Jonge (2002). *Motiverende gespreksvoering*. Kort en bondig overzichtsartikel dat de contouren van de methode schetst.

Miller en Rollnick (2005). *Motiverende gespreksvoering*. Klassiek boek van de grondleggers, met veel voorbeelden en casuïstiek. De Engelstalige versie, *Motivational interviewing*, is uitgebreider dan de Nederlandse.

Berg & Dolan (2002). *Praktijk van oplossingen*. Compact en leesbaar boek vol met casuïstiek over deze methode.

Rowan & O'Hanlon (1998). *Solution-oriented therapy for chronic and severe mental illness*. Een van de zeldzame boeken die gaan over oplossingsgerichte methoden bij mensen met ernstige en langdurige psychiatrische problematiek.

Colijn e.a. (2003). *Leerboek integratieve psychotherapie*. Compleet handboek dat veel aandacht besteedt aan fasering en structuur in behandeling.

Bosch (2009). *Dialectische gedragstherapie* Hoofdstuk in het *Handboek persoonlijkheidspathologie* van Eurelings-Bontekoe, Verheul en Snellen (red.), dat een goed overzicht geeft van de verschillende valideringsstrategieën in dialectische gedragstherapie. Is echter breder toepasbaar dan alleen in die behandeling.

Van der Velden e.a. (2010). *Directieve therapie*. Herziene versie van de klassieke boeken van enkele decennia geleden, met vele praktische hoofdstukken. Nog steeds actueel voor sociaal-psychiatrische begeleiding.

5 Professioneel contact maken en houden (fase 1)

Het contact tussen patiënt en professional is uitermate belangrijk voor het succes van begeleiding. Er wordt vaak gedacht dat een goed contact alleen al voldoende is voor effectieve hulp, maar dat is onterecht. De therapeutische relatie is meer dan alleen een goed contact, en is de basis waarop andere interventies kunnen worden gebouwd. Door middel van drie stappen (contact maken, verwachtingen expliciteren en de werkrelatie monitoren) is het mogelijk tot een goede therapeutische relatie te komen. Door op de hoogte te zijn van de ander en diens sociale situatie, door uitleg te geven over de begeleiding en door de ander ruimte te geven, wordt de basis voor een effectieve therapeutische relatie gelegd. Dan is het belangrijk dat patiënt en professional in gesprek gaan over de wederzijdse verwachtingen van de begeleiding en over de voorwaarden waaronder die plaatsvindt. Afspraken moeten gemaakt worden over ruim tien thema's die dienen als kader voor hoe patiënt en professional met elkaar omgaan. Zijn deze verwachtingen eenmaal uitgesproken en opgenomen in een begeleidingsplan, dan moeten patiënt en professional de therapeutische relatie blijvend in de gaten houden, door deze regelmatig tot onderwerp van evaluatie en gesprek te maken.

5.1 Inleiding

In het sociaal-psychiatrische werkveld en de psychiatrische verpleegkunde is het vaak vanzelfsprekend dat goed contact maken voorafgaat aan het uitvoeren van interventies. Dat is niet voor iedereen zo vanzelfsprekend; in sommige andere ggz-settings of door sommige professionals wordt erg doelgericht en instrumenteel gewerkt en is het contact minder belangrijk. Sociaal-psychiatrische begeleiding kan zeker het een en ander leren van deze doelgerichte duidelijkheid, maar het contact en de wijze waarop patiënt en professional in de begeleiding met elkaar omgaan is wel de basis voor een mogelijk succesvolle begeleiding. In dit hoofdstuk wordt kort ingegaan op het belang van contact. Vervolgens wordt getoond hoe dit contact professioneel ingevuld kan worden.

5.2 Contact

Contact maken is een vaardigheid die veel professionals van nature bezitten. Termen als ouwe jongens krentenbrood, eronder gaan zitten en een beetje structuur bieden geven variaties aan van manieren van contact maken. Hoewel we dit in de praktijk dus bewust variëren, is er weinig expliciete kennis ontwikkeld over manieren van contact maken door verpleegkundigen. In een van de meest invloedrijke theorieën over (psychiatrische) verpleegkunde stelt Hildegard Peplau (1952) interpersoonlijke relaties centraal in de verpleegkunde. In haar publicaties, maar ook in die van veel anderen, wordt duidelijk dat het contact tussen verpleegkundige en patiënt verloopt volgens grofweg drie stappen: *a* de eerste kennismaking, *b* de nadere kennismaking (al of niet met een 'klik'), en *c* de ontwikkeling van vertrouwen en (bij de cliënt) het gevoel zich echt gezien te weten. Het lukt niet altijd om die drie stappen zo mooi te doorlopen. Wel zijn er enkele hulpmiddelen beschikbaar om dit te vergemakkelijken.

5.3 Achtergrond

In de psychologische en psychiatrische literatuur is veel te vinden over de therapeutische relatie, onder noemers als 'therapeutic alliance', 'working alliance', 'therapeutic relationship' en 'patient-professional interaction'. In een gedegen overzicht van het onderzoek naar de uitkomsten van psychotherapie werd door Garfield en Bergin (samengevat in Lambert, 2004) al enkele tientallen jaren geleden vastgesteld dat de precieze vorm van therapie er niet zoveel toe doet. Het gaat vooral om de interactie tussen patiënt en professional, zo vonden zij. Dit en soortgelijk onderzoek is veel gebruikt om het belang van specifieke methoden te relativeren en het belang van zogenaamde non-specifieke factoren te onderstrepen.

Onder die non-specifieke of algemene therapiefactoren wordt vaak vooral de therapeutische relatie verstaan. Deze relativering is deels terecht, maar specifieke therapiefactoren zijn wel degelijk belangrijk. De therapeutische relatie is belangrijk en effectief, maar alleen een goede therapeutische relatie is niet helpend. Een positieve therapeutische relatie is dus een noodzakelijke voorwaarde voor een goede behandeluitkomst maar op zichzelf geen voldoende voorwaarde; er is meer nodig.

De specifieke therapieën bieden dat noodzakelijke extra element, namelijk een verklaringsmodel voor de problematiek en methoden om deze aan te pakken. Het verklaringsmodel dat de hulpverlener geeft moet vooral geloofwaardig en consistent zijn (Frank & Frank, 1991). Dat betekent dat het langer meegaat dan alleen een ad-hocverklaring voor tegenslag. Onder professionals die sociaal-psychiatrische begeleiding bieden heerst nogal eens het idee dat een goede therapeutische relatie op zich al voldoende is. In veel ambulante begeleidingscontacten wordt dan ook vooral dat nagestreefd, zonder dat het gaat over waarom problemen zijn ontstaan en hoe deze structureel kunnen worden aangepakt. Verderop in dit boek zullen we laten zien dat via een gefaseerde aanpak meer haalbaar is (zie hoofdstuk 6). Eerst laten we zien hoe het mogelijk is om in drie stappen tot een zo goed mogelijke werkrelatie te komen: *a* contact maken, *b* verwachtingen expliciteren, en *c* de werkrelatie monitoren.

5.4 Contact maken

Basale onderdelen van contact maken, zoals oogcontact zoeken, doorvragen, samenvatten en je eigen taal afstemmen op die van de cliënt, beschouwen we als bekend materiaal en werken we hier niet verder uit (voor meer informatie zie o.a. Adriaansen & Caris, 2011). Wel behandelen we hier een aantal specifieke gespreksvaardigheden die het contact met de doelgroep voor sociaal-psychiatrische begeleiding kunnen vergemakkelijken:
– wees vooraf op de hoogte van de ander, maar ook niet te veel;
– wees je bewust van sociale en culturele verschillen;
– geef uitleg over de aard van het contact;
– geef de ander de ruimte om niet gelukkig te zijn met het contact.

Wees op de hoogte maar niet te veel

Op veel plekken in de ggz, in ieder geval in de tweede lijn, is de cliënt al eens gezien door een andere professional. Dat kunnen één of meer intakers zijn geweest, een huisarts of een eerdere professional die al (langdurig) contact met de cliënt heeft gehad in het kader van een behandeling. Sommige patiënten hebben dikke dossiers doordat ze al lang in zorg zijn of doordat er veel gebeurd is. Hoewel dat met de huidige elektronische dossiers niet meer direct zichtbaar is, gaan bij veel professionals alarmbellen af bij dergelijke dossiers. Goed op de hoogte zijn is nuttig, maar kan de patiënt-professionalrelatie ook al deels sturen. Het is belangrijk voor de samenwerking om zonder vooringenomenheid kennis te maken met de patiënt en hem de ruimte te geven het verhaal te doen. Dat dit niet altijd zonder slag of stoot gaat, blijkt uit de volgende casus.

Meneer Oztun

De 42-jarige meneer Oztun kampt al enige tijd met depressies, zelfmoordgedachten en problemen op zijn werk. Als hij binnenkomt voor de eerste kennismaking, na een intake bij iemand anders, gaat hij onderuitgezakt in de stoel zitten. Na elkaar een hand gegeven te hebben, vraagt de hulpverlener wat hem hier brengt. Meneer Oztun reageert kortaf met: 'Staat in het dossier. Of heb je dat niet gelezen?'

Commentaar
De cliënt lijkt hier niet direct van plan om de hulpverlener wat over zichzelf te vertellen. Dat kan allerlei redenen hebben: hij heeft zijn verhaal al vaak gedaan, de eerste indruk van de hulpverlener bevalt hem niet of hij had een lekke band op weg naar de afspraak en daardoor een rothumeur. De diepere achtergrond is echter niet zo van belang, wel is het belangrijk dat de hulpverlener niet gelijk meegaat in deze manier van contact maken. Dat meegaan zou juist wel gebeuren door iets te zeggen als: 'Sorry, ik heb het dossier nog niet goed genoeg gelezen', waarna meneer Oztun nog verder achterover gaat zitten. Een uitnodigende opmerking die meneer Oztun helpt om zijn rol in het contact anders te definiëren, is bijvoorbeeld: 'Ik heb zeker het een en ander gelezen, maar papier is maar papier. Graag hoor ik van uzelf nog een keer in het kort wat u hier brengt.'

Wees je bewust van sociale en culturele verschillen

Zoals gezegd, hangt psychiatrische problematiek deels samen met sociaaleconomische status (zie hoofdstuk 2). Veel patiënten met ernstige en langdurige problematiek verschillen sterk van professionals die sociaal-psychiatrische begeleiding bieden. Generaliserend gesproken wonen patiënten vaak in minder goede wijken dan professionals, hebben minder geld te besteden, kunnen minder terugvallen op een sociaal netwerk, zijn lager opgeleid en hebben minder werkervaring. Dergelijke structurele ongelijkheid vertaalt zich vaak ook in algemene en sociale vaardigheden: wie geen school heeft afgemaakt of niet gewend is dagelijks naar het werk te gaan, heeft vaak meer moeite met het vasthouden van een dagelijkse routine. Wie niet gewend is te onderhandelen over belangrijke dingen met een partner, familielid of baas, is daar minder bedreven in. Een kind dat opgroeit in een gezin waar boeken lezen, je nauwkeurig uitdrukken en je mening mogen laten horen centraal staan, ontwikkelt zich vaak tot een assertiever en wereldwijzer mens dan een kind uit een gezin waar vooral de televisie altijd aanstaat en volwassenen niet naar kinderen luisteren. Hulpverleners komen vaak uit het eerste type gezin en zijn gewend dat er - in ieder geval enigszins - naar ze geluisterd wordt in hun omgeving. Voor cliënten geldt dat soms veel minder en hen aanraden om een discussie aan te gaan met de keuringsarts van het UWV of de gemeenteambtenaar die gaat over bijzondere bijstand, heeft dan vaak niet zoveel zin. Dit verschil wordt wel aangeduid als het verschil in culturele socialisatie (o.a. Larrau, 2003).

Naast bovengenoemde verschillen zijn er vaak ook sociale en culturele verschillen tussen professionals en patiënten van buitenlandse afkomst. Het is belangrijk te beseffen dat ook binnen andere etnische groepen of nationaliteiten de verschillen tussen mensen groot kunnen zijn. Het cultuurverschil tussen een professional en een hoogopgeleide Marokkaanse jongeman wiens opa hier als gastarbeider is gekomen, is waarschijnlijk veel kleiner dan het verschil tussen die jongeman en zijn opa die nauwelijks Nederlands spreekt en al veertig jaar alleen met landgenoten omgaat.

Sociale, culturele en andere (bijvoorbeeld religieuze) verschillen tussen mensen vallen niet te ontkennen of weg te nemen. Toch kan een aantal relatief eenvoudige zaken helpen om het contact makkelijker te maken. Ten eerste helpt het al erg als de professional zich bewust is van het verschil. De professional kan dan eerder alternatieve verklaringen voor de problematiek overwegen, bijvoorbeeld vanuit sociale of culturele verschillen. Ook helpt dit besef om rekening te houden met de mogelijk andere culturele waarden van een patiënt. Zoals we begrijpen dat sommige patiënten erg religieus zijn en zich daardoor streng in de leer gedragen (bijvoorbeeld vanwege kerkelijke voorschriften), kunnen we ook begrijpen dat er mensen zijn die zich makkelijker laten gaan (zoals schreeuwen of dreigen) omdat dat in hun subcultuur geaccepteerd en soms zelfs noodzakelijk gedrag is.

Ten tweede helpt het om het verschil te benoemen, in plaats van het te verdoezelen of bagatelliseren. Wie in een keurige rok binnenkomt in een vies en rommelig huis, kan beter zeggen dat ze wat overdressed is voor de gelegenheid dan erover te zwijgen. Of wie merkt behoorlijk uit de toon te vallen in een gezin, kan zeggen dat hij zich een vreemde eend in de bijt voelt, maar desondanks zijn best doet om zich in te leven in de situatie daar.

Ten derde kan de professional zich ook wat aanpassen aan de omstandigheden, door bijvoorbeeld in spijkerbroek en T-shirt te komen, in plaats van in rok of colbert. Ook kan de taal aangepast worden aan het bezoek: formeel en in jargon praten maakt op sommige mensen een positieve indruk, maar wordt vaker als een obstakel tot identificatie met de hulpverlener gezien. Wie naar een erg arme cliënt of gezin gaat, kan ervoor kiezen iets lekkers mee te nemen van de bakker; dat hoeft niet iets groots of duurs te zijn, maar kan wel tonen dat de professional nagedacht heeft over de financiële situatie van de cliënt. Dergelijke activiteiten kunnen we eigenlijk samenvatten onder de algemene term invoegen.

Geef uitleg over de aard van het contact

Veel patiënten weten, ondanks hun soms lange psychiatrie-ervaring, niet goed wat hen te wachten staat in sociaal-psychiatrische begeleiding. Daardoor kunnen hun verwachtingen erg verschillen van die van de hulpverlener en dus is het noodzakelijk om direct duidelijk te maken wat voor contact dit is, wat het doel ervan is en hoe het ongeveer verloopt.

Meneer Preenen

Meneer Preenen en een hulpverlener hebben een eerste gesprek.
H: 'Dit is ons eerste gesprek, waarin we kennis zullen maken en moeten kijken of we het met elkaar kunnen vinden. Als het klikt tussen ons, zullen we de komende tijd een aantal gesprekken hebben samen. We gaan dan uitzoeken welke doelen u wilt bereiken en of en hoe ik daarbij kan helpen. Maar eerst moeten we elkaar wat beter leren kennen en horen wat we van elkaar kunnen en mogen verwachten. Daaraan wil ik dit en het volgende gesprek besteden. Aan het einde van het tweede gesprek besluiten we dan of we samen verder kunnen. Dit gesprek duurt ongeveer 45 minuten. Eerst maken we een agenda van wat we vandaag gaan bespreken, dan doen we dat en in de laatste vijf minuten kijken we nog even terug op het gesprek en maken we een nieuwe afspraak. Wat vindt u daarvan?'

Commentaar
De hulpverlener schetst duidelijk het kader van het contact, wat betreft de inhoud en de vorm, en vraagt de cliënt wat hij daarvan vindt. Die krijgt daardoor de ruimte om zijn ideeën uit te spreken of bijvoorbeeld te laten weten dat hij 45 minuten kort of juist lang vindt. Als beiden het eens zijn over het verloop van dit eerste gesprek, kunnen ze een agenda maken. Op dit moment is het niet handig om vragen te beantwoorden over hoeveel gesprekken er zullen volgen, hoe vaak die zullen zijn, enzovoort. Dat is juist onderdeel van de verdere kennismaking. Ook heeft de hulpverlener duidelijk gezegd dat er bij het einde van het tweede gesprek een beslismoment is: wel of niet doorgaan. Voor de cliënt is dat moment een legitieme mogelijkheid om het contact te verbreken of om iemand anders te vragen. Echter, als patiënt en hulpverlener beiden zeggen verder te willen, gaan ze juist een verbinding ('commitment') met elkaar aan.

Geef de ander ruimte om niet gelukkig te zijn met het contact

Uit onderzoek blijkt dat veel patiënten niet beseffen dat er iets te kiezen valt in het contact met de ggz. Dat is vaak ook niet zo duidelijk en soms zelfs onmogelijk. Ons uitgangspunt is echter dat patiënten kunnen kiezen of ze wel of niet met een bepaalde hulpverlener verder willen. Of wij die gelegenheid nu bieden of niet, patiënten maken hun keuze toch wel, bijvoorbeeld door niet terug te komen voor een volgende afspraak. Ook hier geldt echter vaak weer dat mensen niet zo zwart-wit zijn, geen absolute keuze maken en dus soms wél terugkomen zonder veel vertrouwen in de professional of het wederzijds contact te hebben.

Om die situaties te voorkomen doet de professional er goed aan de patiënt de gelegenheid te geven iets over het contact te zeggen. Dat gebeurt dus al aan het einde van ieder gesprek, maar in de beginfase kan dit nog uitgebreider, door er tijdens het gesprek naar te vragen. Of, zoals aan de orde kwam in de voorgaande casus, door een moment aan te kondigen waarop patiënt en professional samen beslissen of en hoe het contact verder gaat.

Hoewel deze expliciete aandacht voor de persoon van de professional en de samenwerking misschien wat onwennig is voor professionals, worden potentiële problemen in de werkrelatie er mogelijk mee voorkomen.

Meneer Quiang

Meneer Quiang en de hulpverlener hebben kennis gemaakt en besloten de contacten voort te zetten. Ze hebben nu hun derde gesprek.

H: 'Een van de dingen die we vandaag moeten doen, is de verwachtingen van dit contact naar elkaar uitspreken. Soms komen die verwachtingen namelijk niet overeen en dan kan het contact stroef worden. Mijn vraag is dan ook: wat verwacht u van de gesprekken met mij?'

P: 'Nou ja, dat ze mij helpen om me beter te voelen.'

H: 'Oké. En hoe stelt u zich voor dat de gesprekken er uitzien?'

P: 'Tja, dat weet ik niet, hoor. Gewoon praten over wat me bezighoudt en een paar tips krijgen enzo.'

H: 'Prima. Dus we kunnen uw gedachten en gevoelens bespreken en ik mag u daarbij adviezen geven?'

P: 'Zoiets, ja.'

H: 'En hebt u enig idee hoe vaak u die gesprekken zou willen hebben?'

Commentaar
De hulpverlener neemt hier een actieve rol aan om de verwachtingen van de patiënt te expliciteren. Dat is nodig, want meestal spreken cliënten daarover niet meteen van alles uit, terwijl de ideeën er vaak wel zijn. Deze cliënt geeft in ieder geval al aan wel wat adviezen te willen, hetgeen al een richting geeft omdat sommigen alleen willen praten óver dingen en er niet zozeer iets aan lijken te willen doen.

5.5 Verwachtingen expliciteren

Uitspreken van verwachtingen

Na de eerste kennismaking staat in ieder geval het uitspreken van de wederzijdse verwachtingen op de agenda. Uit het dossier en het antwoord op de vraag wat de patiënt hier brengt, weet de hulpverlener al iets over de mogelijke inhoud van de gesprekken. Maar de professional weet nog niets van de verwachtingen van de cliënt, terwijl die erg belangrijk zijn om het contact goed vorm te geven. Daarbij hoort bijvoorbeeld de vraag of de patiënt wil dat er systeemleden bij betrokken worden; hoe eerder en concreter dat besproken wordt, des te groter de kans dat er ook echt iemand meekomt. Ook praktische zaken - zoals afzeggen, wat te doen bij ziekte van de hulpverlener, enzovoort

- kunnen al meteen besproken worden. Andere dingen liggen vaak wat gevoeliger. De hulpverlener zal bijvoorbeeld duidelijk moeten maken dat de cliënt altijd moet komen, tenzij er zwaarwegende redenen zijn om af te zeggen. Soms krijgt de cliënt zelfs een boete wanneer hij niet komt zonder af te bellen. Deze gang van zaken moet ook zo snel mogelijk benoemd worden (in ieder geval in het tweede gesprek).

Welke verwachtingen moeten nu precies besproken worden om compleet te zijn? En welke afspraken moeten in ieder geval gemaakt worden of welke regels meegedeeld? Deze vragen zijn niet zomaar voor iedere situatie te beantwoorden. De mate waarin er wederzijds vertrouwen is bepaalt welke dingen besproken kunnen worden. Vaak is dat meer dan in eerste instantie mogelijk lijkt. We moeten niet vergeten dat bij veel dienstverlenende overeenkomsten afspraken worden gemaakt over hoe en wat. In tabel 5.1 staat beschreven wat in ieder geval altijd aan bod moet komen.

Tabel 5.1	Te bespreken verwachtingen van hoe patiënt en professional met elkaar omgaan in sociaal-psychiatrische begeleiding.

- Hoe spreken we elkaar aan, met jij of u?
- Welke omgangsvormen hanteren we in een gesprek?
- Wat doen we als een van ons niet in staat lijkt een gesprek te voeren?
- Wat doen we als u acute hulp nodig heeft?
- Wat doen we als u zonder bericht niet komt?
- Wat doen we als ik ziek of anderszins verhinderd ben?
- Wat doen we in mijn of uw vakanties?
- Met wat voor vragen kunt u mij tussendoor bereiken?
- Op welke manier help ik u het meest (wel of geen advies)?
- Hoe vaak zien we elkaar?
- Hoeveel gesprekken hebben we?
- Hoe lang duren de gesprekken?
- Wie nemen er deel aan de gesprekken?
- Waar vinden de gesprekken plaats?

Welke aanspreekvorm?

Het is een goed algemeen uitgangspunt om de patiënt te vragen naar zijn of haar voorkeur ten aanzien van de aanspreekvorm. Heeft de hulpverlener hier echter zelf duidelijke ideeën over, dan is het beter om zelf het initiatief te nemen en een voorstel te doen. Denk daarbij aan bijvoorbeeld de volgende situaties.

− De cliënt is een joviaal type dat direct naar het bureau van de professional loopt om een foto van diens kinderen te bekijken en weinig subtiele opmerkingen over hen maakt. Om bewust meer afstand te creëren, kan de professional meedelen dat hij de voorkeur geeft aan u als aanspreekvorm.

- De cliënt is een teruggetrokken type dat erg onder de indruk lijkt van het gebouw, de kamer en het fenomeen hulpverlening op zichzelf. De professional verwacht dat de cliënt zelf, uit een gevoel van overdonderd zijn of zich minderwaardig voelen, voor de u-vorm zal kiezen. Om de afstand met de patiënt wat kleiner te maken, kan de professional bewust de jij-vorm suggereren.
- De cliënt kijkt de professional langdurig doordringend aan en begint direct tamelijk intieme zaken te vertellen. De professional heeft het gevoel dat hier te snel een zogenaamd intiem contact gaat ontstaan. Om dit te voorkomen kan hij voorstellen u tegen elkaar te zeggen.
- De cliënt maakt de indruk zeer veel waarde te hechten aan het oordeel van de professional en zegt dingen als: 'U zegt het maar, ik weet het niet meer', en: 'U weet het het beste, hoor.' Om uit deze ongemakkelijke expert-patiëntverhouding te komen, die wel erg veel druk en verantwoordelijkheid bij de professional legt, kan deze voorstellen elkaar met jij aan te spreken.

Het al dan niet gebruiken van de aanspreekvorm u bepaalt in eerste instantie de mate van afstand tussen patiënt en professional. Voorgaande voorbeelden geven informatie over hoe de professional bepaalde informatie kan inschatten en ernaar kan handelen. Ook als de cliënt ervoor kiest om - onverwacht - de u-vorm of juist de je-vorm te gebruiken, geeft dat informatie over zijn of haar verwachtingen van het contact.

Welke omgangsvormen?

Psychiatrische hulpverlening is een speciale vorm van dienstverlening. Hoewel service erg belangrijk is, is hulpverlening niet identiek aan 'normale' dienstverlening, waarvoor vaak slogans worden gehanteerd als: 'De klant is koning', 'U vraagt, wij leveren', en: 'Succes gegarandeerd.' Psychiatrische hulpverlening is doorgaans persoonlijker, intenser, langduriger en complexer dan bijvoorbeeld een testament opmaken bij een notaris of een reeks gesprekken met een hypotheekadviseur. Juist omdat hulpverlening anders is, gebruiken we in dit boek de termen patiënt en cliënt door elkaar. De term klant gebruiken we bewust niet, omdat die suggereert dat de bewuste persoon heel makkelijk naar een andere 'winkel' kan, wat maar zelden het geval is.

Ondanks bovengenoemde verschillen tussen hulp- en dienstverlening, gelden de meeste standaardomgangsvormen ook gewoon in deze gesprekken. Vreemd genoeg is hierover in relatie tot behandeling en therapie weinig materiaal te vinden. In tabel 5.2 staan in ieder geval enkele basale gedragsregels.

Tabel 5.2	Gedragsregels voor sociaal-psychiatrische begeleiding

- Patiënt en professional komen altijd en op tijd op de afspraken.
- Als dit om zwaarwegende redenen toch niet lukt, belt degene die niet kan de ander op om dit mee te delen en een nieuwe afspraak te maken.
- Patiënt en professional komen beiden nuchter, dus niet onder invloed van middelen (zoals medicatie), op de afspraken.
- Als iemand toch onder invloed is van middelen (alcohol, drugs, medicatie of andere intoxicerende middelen), vindt er geen gesprek plaats.
- Bij verbale of fysieke agressie wordt het gesprek beëindigd.

Wat doen we als een van ons niet in staat lijkt om een samenhangend gesprek te voeren?

Naast de genoemde gedragsregels, waarbij die over het onder invloed zijn van middelen natuurlijk erg belangrijk is voor dit punt, kan het nuttig en noodzakelijk zijn om samen een aantal aanvullende afspraken te maken. Het kan gebeuren dat de patiënt of professional om een of andere reden niet in staat is een gesprek adequaat te voeren. Beiden kunnen zich ziek, zeer emotioneel of erg moe voelen en daardoor niet in staat zijn zich te concentreren. Sommige patiënten zijn hiervoor erg gevoelig en voelen heel goed aan wanneer de professional er met de aandacht niet bij is. De algemene regel moet dus luiden dat zowel patiënt als professional elkaar mogen aanspreken wanneer ze vermoeden dat de ander niet tot een samenhangend gesprek in staat is.

Wat doet u als u acute hulp nodig heeft?

Sommige patiënten zijn gevoelig voor crisis, andere niet. Hoewel soms lastig in het begin, is het nuttig om snel te vragen naar mogelijke crisissituaties en hoe dan te handelen. Dat hoeft nog niet meteen te resulteren in een volledig crisisplan, maar geeft al wel wat richting. Is de cliënt bijvoorbeeld erg crisisgevoelig, dan kan in het tweede gesprek alsnog een crisisplan worden geformuleerd (als dat er nog niet is). In een crisisplan staan onder andere beschreven: vroege signalen, hulpbronnen, preventieve acties en acties in geval van hoge nood. (Voor een voorbeeld van een crisisplan zie bijlage 6).

Grotere psychiatrische instellingen beschikken doorgaans over een crisisdienst die ook buiten kantoortijden bereikbaar is. Sommige patiënten maken hier veel gebruik van, anderen niet of nauwelijks. Vaak weten zij niet in welke omstandigheden hulp van de crisisdienst ingeroepen kan worden. Zo bellen sommigen niet wanneer ze op het punt staan hun leven te beëindigen, terwijl anderen al bellen als iemand iets onaardigs heeft gezegd en ze zich daardoor rot voelen. Als het waarschijnlijk lijkt dat de patiënt in een crisissituatie zal belanden, en dan ook de crisisdienst in beeld komt, is het belangrijk om hierover afspraken te maken, direct bij het begin van de begeleiding. Op dat moment is vaak nog niet precies duidelijk in wat voor crises de cliënt wel of niet terecht kan komen, dus kan de professional volstaan met algemene afspraken over het inschakelen van hulp (zie tabel 5.3).

Tabel 5.3	Afspraken over het inschakelen van hulp
Binnen kantoortijden	Patiënt belt eigen hulpverlener.
	Als deze er niet is, dan springt een collega van het team of de afdeling in.
	Is er geen collega aanwezig dan springt de crisisdienst in.
Buiten kantoortijden	Patiënt belt huisarts en verzoekt om contact met de crisisdienst.
	Betreft het een zeer bekende patiënt, dan kan hij de instelling bellen (bijvoorbeeld een opnameafdeling of een ANW-hoofd) om via die route in contact te komen met de crisisdienst.

Wat doen we als u zonder bericht niet komt?

Dit is een relevant en voor sommigen gevoelig punt, omdat het suggereert dat iemand mogelijk niet komt opdagen. Zaak is om dit zo neutraal mogelijk te bespreken, als iets dat nu eenmaal met iedereen besproken wordt (wat ook zo is). Voorkomen moet worden dat als de patiënt niet komt, de professional gaat handelen op basis van zijn of haar eigen emoties of situatie. Bijvoorbeeld: patiënt komt niet, er lijkt geen acuut gevaar en vanwege drukte besluit de hulpverlener dus verder geen actie te ondernemen. Of: patiënt komt niet, er lijkt geen acuut gevaar, maar als gevolg van de angst die een recente suïcide van een andere patiënt heeft veroorzaakt, besluit de hulpverlener onverwacht op huisbezoek te gaan. Tabel 5.4 geeft een overzicht van mogelijke afspraken.

Tabel 5.4	Mogelijke acties bij afwezigheid van de patiënt
Als patiënt een kwartier na aanvang nog niet aanwezig is, belt de hulpverlener hem op.	
De hulpverlener zegt aan de telefoon dat hij zit te wachten op de patiënt en of deze wil laten weten wat hij van plan is (eventueel via antwoordapparaat of voicemail).	
Het is aan de patiënt zelf om contact op te nemen, tenzij er sterke aanwijzingen zijn dat de patiënt hiertoe niet in staat is of in een gevaarlijke situatie verkeert.	

De professional zal moeten beoordelen wanneer een patiënt niet in staat is zelf stappen te zetten, maar kan de situatie wel voorleggen aan een collega, bij voorkeur iemand die de patiënt kent. Mogelijke informatiebronnen zijn: het vorige gesprek en tussentijds contact met de patiënt, informatie van derden (zoals familie of vrienden van de patiënt, collega's van de professional, politie of instanties, medepatiënten). Bij twijfel en bij onbereikbaarheid van de patiënt is het aan te raden om actief contact te zoeken met deze andere informatiebronnen.

Wat doen we als ik ziek of anderszins verhinderd ben?

Is de professional onverhoopt ziek of afwezig, dan is er vaak geen directe vervanging voorhanden. Op veel plekken hebben de collega's hun eigen caseload en geen ruimte om ad hoc een of meer andere patiënten te zien. Als dat anders is, bijvoorbeeld in een FACT-team (zie ook Van Veldhuizen e.a., 2008) dan is vervanging makkelijker geregeld. Maar meestal zal de afspraak vervallen en moet er een nieuwe worden gemaakt. Voor sommige patiënten is dit, ondanks een goede reden voor de afzegging, lastig te accepteren. Hoewel dit probleem niet echt oplosbaar is, kan het wel helpen om deze beperking aan de hulpverleningssituatie vooraf te bespreken.

Wat doen we in mijn of uw vakanties?

Iedere hulpverlener heeft vakantie, maar dat geldt niet voor iedere patiënt. Mensen zonder werk hebben geen duidelijke vakanties en gaan ook vaak niet zomaar een paar dagen of weken op reis. Dat maakt afwezigheid vanwege vakantie tot een weinig gelijkwaardig thema. Anderzijds zijn er ook patiënten die wel vakantie nemen of, na tijden niet te zijn geweest, opeens een paar weken weggaan. Soms houden ze daarbij weinig rekening met de begeleidingsafspraken. In principe is dit geen probleem, want op vakantie gaan is gezond gedrag en moet niet bemoeilijkt worden door de professional. Tegelijkertijd mogen patiënt en professional wel enige zorgvuldigheid van elkaar verwachten en vakanties tijdig aankondigen: ruimschoots van tevoren en met enige flexibiliteit wanneer de laatste afspraak voor en de eerste na de vakantie plaatsvindt.

Met wat voor vragen en hoe kunt u mij tussendoor bereiken?

De bereikbaarheid van de hulpverlener tussen sessies is een belangrijk punt van aandacht. Vaak zijn professionals niet goed bereikbaar; ze hebben immers veel afspraken op een dag en willen niet ieder gesprek onderbreken voor telefoontjes. Voor patiënten is dat natuurlijk lastig en vervelend en het kan daarom veel irritatie en teleurstelling schelen om afspraken over bereikbaarheid te maken. Ten eerste is het belangrijk om af te spreken met welke vragen patiënten kunnen bellen of e-mailen. Bellen voor zomaar een praatje moet incidenteel een keer kunnen, maar mag geen gewoonte worden. Bellen voor acute kwesties die verband houden met de inhoud van de begeleiding moet altijd kunnen, al zal de professional niet altijd direct tijd hebben. Bellen om een afspraak te maken kan ook, maar kan meestal via het afsprakenbureau of secretariaat gedaan worden.

Wat acute kwesties zijn, is afhankelijk van de problemen en doelen van de patiënt. Mensen met veel zelfdestructief gedrag kunnen in het kader van de doelen uitgenodigd worden om te bellen wanneer het mis dreigt te gaan. Als de professional een patiënt ad hoc te woord staat aan de telefoon, is het belangrijk om het gesprek in te kaderen, net als de geplande 'face to face'-gesprekken (zoals in het volgende voorbeeld).

Mevrouw Renders

Een hulpverlener wordt gebeld door het secretariaat dat mevrouw Renders aan de telefoon is en dat zij een einde aan haar leven wil maken. De hulpverlener zit in gesprek en kan pas over ongeveer twintig minuten terugbellen. Hij vraagt de secretaresse om mevrouw Renders te vragen of zij twintig minuten kan wachten met haar beslissing, omdat hij haar dan pas kan bellen. Als mevrouw Renders dat niet kan toezeggen, moet de secretaresse haar doorverbinden met de crisisdienst. Twintig minuten later, direct na het gesprek, belt de hulpverlener mevrouw Renders op en krijgt haar direct aan de lijn.

H: 'Hallo, mevrouw Renders. Fijn dat u uw actie kon uitstellen en kon wachten tot ik u kon terugbellen. Ik heb ongeveer vijftien minuten beschikbaar voor u, dan komt mijn volgende patiënt. Ik besef dat dit kort is - heel kort zelfs, voor iemand die een einde aan haar leven wil maken. Maar toch wil ik u voorstellen om deze tijd te benutten om samen na te denken over wat er nu moet gebeuren. Kunt u daarmee akkoord gaan?'

Commentaar
In deze paar zinnen doet de hulpverlener een aantal dingen tegelijk. Hij:
- bekrachtigt mevrouw Renders op positieve wijze, door uit te spreken blij te zijn dat ze er nog is;
- complimenteert haar met haar geduld (validatie; zie ook hoofdstuk 4);
- geeft aan wat de (on)mogelijkheden zijn in deze ad-hocsituatie;
- neemt haar doodswens serieus, ondanks de korte beschikbare tijd;
- stelt een doel vast voor het gesprek, namelijk samen nadenken wat er nu moet gaan gebeuren.

Door deze zinnen doet de hulpverlener ook een aantal dingen juist niet. Hij:
- doet de suïcidedreiging niet af als het zoveelste loze alarm;
- neemt niet zomaar aan dat iedereen bereid is twintig minuten op een hulpverlener te wachten;
- creëert geen potentieel lastige situatie door te doen alsof hij nu voor lange tijd beschikbaar is;
- creëert geen verwarring over aard en doel van het gesprek.

Moderne communicatiemiddelen (zoals sms, e-mail en chat) hebben veel voordelen maar in de gezondheidszorg ook enkele nadelen. Het belangrijkste nadeel is dat de afzender niet weet wanneer de ontvanger het bericht leest. Bevat het bericht een acute kwestie, dan kan die heel goed veel te laat gezien worden. Voor het inspreken van een voicemailbericht geldt dit ook, maar vaak is het mogelijk een bericht achter te laten bij de receptie of het secretariaat. Wanneer het echt om een heel dringende kwestie gaat, kan de beller er in dat geval wel van uitgaan dat de professional gevonden en ingelicht wordt. Is dat niet zo, bijvoorbeeld doordat de professional echt niet bereikbaar is, dan kan degene die het telefoontje aanneemt de beller daarover direct inlichten en een alternatief voorstellen.

Het is dus belangrijk om met patiënten af te spreken dat acute kwesties altijd alleen per telefoon gecommuniceerd mogen worden. E-mail kan wel gebruikt worden voor regulier contact, maar daarvoor gelden dan weer de spelregels voor het 'face to face'-contact. Als een patiënt geregeld e-mails stuurt met daarin nieuwe, verontrustende of niet voor de begeleiding relevante informatie, is het zaak om snel de functie van het e-mailen met de patiënt te bespreken.

Op welke manier help ik u het meest?

Dit is een belangrijk onderwerp, dat echter vaak vergeten wordt. Het gaat hierbij om de manier waarop iemand hulp wil ontvangen. In het onderwijs wordt gesproken over leerstijlen, die studenten meestal bij zichzelf moeten herkennen. Hier gaat het eigenlijk om hetzelfde principe: op welke manier leert de patiënt het meeste van de begeleiding? En wat kan de professional daarin beter doen of juist laten? De meeste mensen weten echter niet zo goed wat hun stijl is. Sommigen zijn daar juist heel uitgesproken in: 'Ik wil gewoon mijn verhaal kwijt en verder niets', of: 'Zegt u maar hoe het zit, u hebt er ten slotte voor doorgeleerd.' Beide vormen zijn extremen die niet goed werkbaar zijn. De rollen van toehoorder en expert zijn niet passend bij de aard en het doel van sociaal-psychiatrische begeleiding. Het speelveld ligt daar dus tussenin: misschien krijgt iemand graag een duidelijk advies of zoekt het juist liever zelf uit op basis van een kleine hint. Misschien hoort iemand graag hoe anderen het aanpakken, of over eigen ervaringen van de professional of voorbeelden uit het dagelijks leven.

Tijdens het gesprek over verwachtingen - en zeker tijdens dit onderdeel - zal de professional ook zelf een indruk krijgen welke stijl wel of niet aansluit bij de patiënt. Het is goed om stil te staan bij de eigen stijl van de professional: is hij directief, afwachtend of iets er tussenin? Welke varianten op een bepaalde aanpak heeft de professional en hoe kunnen die het beste aansluiten bij de aanpak van de patiënt? De eerder besproken SRS-vragenlijst aan het einde van het gesprek (zie hoofdstuk 4) helpt om deze aansluiting te monitoren.

Hoe vaak zien we elkaar?

De contactfrequentie voor sociaal-psychiatrische begeleiding ligt niet vast, maar in de praktijk wordt meestal eens per twee weken aangehouden (o.a. Koekkoek e.a., 2010a). Deze frequentie lijkt soms meer te berusten op gewoonte dan op zorgvuldige afweging. Een aantal factoren kan een rol spelen bij de afweging hoe vaak de hulpverlener en patiënt elkaar zien. De belangrijkste daarvan is het doel van het contact: acute en kortetermijndoelen (zoals door een crisis heen komen of uithuisplaatsing van kinderen voorkomen) vragen om een hogere contactfrequentie. Aan langetermijndoelen (zoals vrijwilligerswerk vinden of het contact met familie verbeteren) kan ook in een lagere frequentie worden gewerkt. Ook de fase waarin het contact zich bevindt speelt een rol: tijdens de kennismaking en verduidelijking van verwachtingen (fase 1) is het niet handig om elkaar maar eenmaal per maand te zien. Een hogere frequentie helpt om het contact op gang te brengen. Als derde belangrijke factor noemen we de verwachtingen van patiënt en professional. Hoewel dit hele hoofdstuk gaat over verwachtingen, gaat het hier om de specifieke verwachtingen die bijvoorbeeld de patiënt heeft van het contact. Als hij hoopt op snel herstel, een drastische afname van problemen of een intensieve behandeling kan een hoge frequentie deze verwachting - mogelijk ten onrechte - bekrachtigen. Andersom geldt hetzelfde: als de professional hoge verwachtingen heeft van het effect van de hulp op de situatie van de patiënt, dan kan hij een hoge frequentie voorstellen en daarmee de - mogelijk niet zo aanwezige - verwachtingen bij de patiënt doen toenemen.

Het is dus zaak om goed stil te staan bij de contactfrequentie: erg hoog kan suggereren dat 'het varkentje wel even gewassen zal worden', erg laag kan desinteresse suggereren. Een tijdelijke hoge frequentie in tijden van crisis kan daarnaast het idee van de patiënt versterken dat hij het niet alleen kan. Als de frequentie wordt veranderd, is het belangrijk daarover goede afspraken te maken. Waarom gebeurt dat? Hoe lang gaat het duren? En onder welke voorwaarden wordt de oude frequentie hervat? Zoals met veel kwesties in sociaal-psychiatrische begeleiding is het zinvol om de wensen van patiënt en professional op elkaar af te stemmen. De professional kan zijn of haar idee over de frequentie gemotiveerd voorleggen aan de patiënt, die daarop dan kan reageren. Sommige mensen denken erg vaak te kunnen komen, anderen voelen hiervoor juist weinig. De uitkomsten kunnen verrassend zijn (zie de volgende casus), zowel in positieve als negatieve zin.

De professional moet in ieder geval, voordat hij de vraag stelt wat de patiënt wil, zelf duidelijk hebben wat de minimale en maximale frequentie volgens hem moet zijn. Als deze grenzen sowieso vastliggen, bijvoorbeeld door afdelingsbeleid of de omvang van de caseload, moet de professional dit zeggen voordat de patiënt gevraagd wordt na te denken over de frequentie. Zo worden valse verwachtingen voorkomen.

Het is erg aan te raden om de gesprekken, of ze nu wekelijks of maandelijks plaatsvinden, steeds op hetzelfde tijdstip te plannen. Daardoor raakt de professional, maar vooral de patiënt, gewend aan het op eenzelfde tijd op eenzelfde plek zijn. Dit kan ervoor zorgen dat mensen de afspraak minder snel vergeten, er meer rekening mee houden en andere afspraken ook langer vooruit kunnen plannen, omdat ze het tijdstip al weten. Voor mensen met erg weinig structuur in hun leven is het bovendien een training in het maken van haalbare afspraken.

Mevrouw Sneijders

H: 'Hoe vaak zou u willen afspreken?'
P: 'Iedere dag.'
H: 'Iedere dag?'
P: 'Ja, je vraagt toch hoe vaak? Ieder dag, dus.'
H: 'Ik heb dat inderdaad gevraagd, maar geen rekening gehouden met dit antwoord. Iedere dag kan ik niet waarmaken.'
P: 'Waarom dan niet?'
H: 'Daar heb ik de tijd niet voor. En het is ook niet de bedoeling van deze begeleiding om elke dag een gesprek met u te hebben. Dan word ik meer een soort vriend.'
P: 'En daar heb je geen zin in?'
H: 'Ik zou eigenlijk zo niet weten of ik daar zin in heb. Maar het past in ieder geval niet in het professionele contact dat een hulpverlener met een cliënt hoort te hebben.'
P: 'Mmm ... Zo gaat het nu altijd: ik heb iets nodig en jullie bieden dat niet.'

Commentaar
Deze onderhandeling verloopt niet soepel. Deze cliënte maakt een krachtige en autonome indruk: ze is kritisch en opgewekt. Maar haar wens om elke dag contact te hebben laat zien dat ze zich waarschijnlijk kwetsbaar en eenzaam voelt. Later zal blijken dat ze geen behoefte heeft aan het uitbreiden van haar sociale contacten; het gewenste dagelijkse contact wil ze uitsluitend met hulpverleners. Hoewel de hulpverlener verduidelijkt wat zijn mogelijkheden zijn, kan hij dit misschien beter vooraf doen, door de maximale frequentie aan te geven. Ook na langere tijd blijkt dat dit contact zich nog altijd in fase 1 bevindt, doordat cliënt en hulpverlener geen overeenstemming bereiken over hoe ze met elkaar om willen gaan. De cliënt lijkt de hulpverlener hard nodig te hebben (dat is wat ze zegt) maar hem tegelijkertijd als een soort ding te beschouwen (hier al zichtbaar door hem ongevraagd te tutoyeren, op de huid te zitten en dagelijks contact voor te stellen met een nog bijna volslagen onbekende).

Hoeveel gesprekken hebben we?

Het is natuurlijk niet eenvoudig om vooraf vast te stellen hoeveel contacten nodig zijn om de - op dat moment vaak nog onbekende - doelen te bereiken. Het vastleggen van een aantal gesprekken gebeurt dan ook niet om een exact berekende, boekhoudkundige afspraak met elkaar te maken. Veel meer gaat het erom een richtlijn vast te stellen en een soort deadline te creëren. De meningen zijn verdeeld over het gebruik van dit soort afspraken over het aantal gesprekken. Er is onderzoek dat laat zien dat het helpt om sneller tot actie te komen, terwijl ander onderzoek juist stelt dat langerdurende behandeling nodig is om tot resultaten te komen. We gaan ervan uit dat de waarheid ergens in het midden ligt: het uitspreken van een maximumaantal gesprekken helpt de focus op actie te versterken, maar bij sommigen zal pas effect optreden na een groter aantal contacten.

Het aantal gesprekken dat afgesproken wordt, is sterk afhankelijk van de situatie en locatie waar de begeleiding wordt geboden. Tien gesprekken is in de eerste lijn veel, maar in de tweede lijn niet. Ook de frequentie speelt daarbij mee: een reeks van tien wekelijkse gesprekken is kort en krachtig, terwijl bij tien maandelijkse gesprekken de begeleiding zich over veel langere tijd uitstrekt. Het heeft de voorkeur om het maximumaantal gesprekken niet vrijblijvend te formuleren.

Tabel 5.5 Manieren om het aantal gesprekken aan de orde te brengen

Mogelijke opmerking	Mogelijke interpretatie
'We hebben in eerste instantie tien gesprekken en kijken daarna hoe we verdergaan.'	De cliënt zal waarschijnlijk onthouden dat er na de eerste serie van tien gesprekken nog meer volgen. Of deze aanname bijdraagt aan een actieve werkhouding, is zeer de vraag.
'We hebben tien gesprekken. Halverwege evalueren we en bij de afsluiting bekijken we of er iets anders nodig is. We bespreken dan ook of ik of deze instelling daarin een rol zal hebben.'	Voor sommige mensen zal duidelijk zijn dat het vervolg niet zeker is, voor anderen zal dit onduidelijk zijn (en zij zullen dus hun eigen conclusies trekken).
'Deze begeleiding bestaat uit tien contacten, daarna stoppen we.'	Dit zal voor iedereen duidelijk zijn, maar voor sommigen afschrikwekkend en een reden om helemaal niet te beginnen met de begeleiding.

Het is afhankelijk van de stijl van zowel de patiënt als die van de professional welke formulering passend is. Het is raadzaam na te vragen bij de patiënt wat hij begrepen heeft van of geïnterpreteerd heeft over de afspraken over het aantal gesprekken.

Hoe lang duren de gesprekken?

Een minder ingewikkelde maar ook relevante kwestie is de duur van elk afzonderlijk gesprek. Vaak geven instellingen of afdelingen zelf aan hoe lang een begeleidingsgesprek mag duren: meestal tussen de 30 en 45 minuten. Is de duur niet door anderen opgelegd of lijkt de opgelegde duur niet passend, dan moeten patiënt en professional opnieuw samen besluiten hoe het wel gaat worden. Ook hierbij spelen weer enkele overwegingen een rol, want er zijn mensen die moeilijk op gang komen en aan de gegeven tijd niet voldoende hebben. Het is dan te overwegen meer tijd te nemen of een dubbele afspraak te maken bij een lagere frequentie. Er zijn echter ook mensen die kort van stof zijn, zich moeilijk kunnen concentreren of om andere redenen meer gebaat zijn bij een korter gesprek. Is dit het geval, dan kan de professional hieraan tegemoetkomen.

Wie zijn er aanwezig bij de gesprekken?

In sociaal-psychiatrische begeleiding streven we in principe naar maximale betrokkenheid van het sociale netwerk van de patiënt. Dit geeft niet alleen meer informatie maar kan ook een heel ander licht op de zaak werpen, wat kan resulteren in een beter effect van de begeleiding. Toch is het niet altijd eenvoudig om het netwerk te betrekken; soms is dit zelfs onwenselijk. We bespraken reeds waarom systeemleden soms toch niet betrokken raken (zie hoofdstuk 3). Soms zijn er echter duidelijke contra-indicaties om (bepaalde) systeemleden te betrekken, bijvoorbeeld als sprake is van een destructieve relatie met een derde (of zelfs mishandeling en misbruik). In dat geval vraagt het betrekken van derden in ieder geval meer overweging, aandacht en dialoog met de patiënt. De patiënt is namelijk uiteindelijk degene die bepaalt of er wel of niet een systeemlid meekomt.

Toch is de manier waarop de professional het belang van een inbreng van het systeem ter sprake brengt, vaak doorslaggevend. De vraag: 'Vindt u het prettig als er een keer iemand meekomt naar deze gesprekken?', heeft veel minder urgentie dan de opmerking: 'Bij het derde gesprek wordt er altijd een partner, vriend of familielid uitgenodigd.' Als de professional werk wil maken van de betrokkenheid van het systeem, is de laatste formulering waarschijnlijk veel succesvoller. Hoewel er in allerlei behandelvormen gesproken wordt over het betrekken van systeemleden, wordt vaak niet uitgewerkt hoe dit te doen. De redenen die patiënt enerzijds en systeemleden anderzijds kunnen hebben om niet op een uitnodiging in te gaan meewegend, hebben we een aantal strategieën genoemd die eerder beschreven zijn (zie hoofdstuk 3).

Waar vinden de gesprekken plaats?

De locatie waar de contacten plaatsvinden is eveneens belangrijk om met elkaar te bespreken. Veruit de meeste sociaal-psychiatrische begeleidingscontacten, zeker voor deze doelgroep, vinden plaats op het kantoor van de professional. Maar huisbezoeken en gezamenlijke bezoeken aan instanties zijn tevens mogelijk, evenals ontmoetingen in de kliniek (wanneer een patiënt is opgenomen). Bij deze laatste doelgroep vinden contacten op straat slechts bij hoge uitzondering plaats, maar zijn zeker mogelijk.

Over de gehele linie zijn wij bij de doelgroep van dit boek voorstander van gesprekken op kantoor, met een enkel huisbezoek kort na kennismaking en, aanvullend, minimaal een jaarlijks huisbezoek. Als het nodig is moet de professional ook bereid en in staat zijn praktische ondersteuning te bieden op locatie (bijvoorbeeld door mee te gaan naar de schuldhulpverlening). Als dit soort hulp wel nodig is maar niet gefaciliteerd wordt in tijd door de afdeling, moet de professional dat zo snel mogelijk bespreken met het management. Op veel plekken in de tweede lijn is het tegenwoordig moeilijk om een huisbezoek te doen, omdat de bekostiging niet gebaseerd is op zulke tijdrovende activiteiten. De professional heeft echter de plicht om, wanneer het echt nodig is, beargumenteerd voorbij te gaan aan dergelijke overwegingen. Als dit structureel noodzakelijk is, is overleg met het management aangewezen.

De belangrijkste reden om de patiënt naar de professional toe te laten komen of (eventueel) op locatie te ontmoeten, is het tegengaan van ambulante hospitalisatie. Voor veel mensen met een angst- of stemmingsstoornis is erop uitgaan zwaar, maar wel noodzakelijk om verergering van angsten en isolement te voorkomen. Soms is het niet haalbaar; in dergelijke gevallen moet de professional overwegen of hij naar de patiënt toe kan en wil gaan. Hierover kan met de patiënt onderhandeld worden en in ieder geval moet het besproken worden.

Mevrouw Teodul

Vlak voor een afspraak belt de chronisch depressieve mevrouw Teodul op dat ze niet kan komen. Ze zegt dat ze zich te slecht voelt en helaas niet kan komen. Vervolgens zwijgt ze.

HV: 'Wat betekent "te slecht voelen"?'

P: 'Nou, ik voel me gewoon ontzettend somber. Ik ben niet in staat om de deur uit te gaan.'

H: 'Wat doen we dan met onze afspraak? Want die gaat nu juist over hoe u minder somber kunt worden of meer kunt doen overdag.'

P (zuchtend): 'Ik weet het niet, hoor.'

H: 'Nee, ik ook niet, eerlijk gezegd ...' (stilte).

P: 'Tja, dan hang ik maar op.'

H: 'Dat kan, maar we hebben nog niet afgesproken wat we nu gaan doen. Wat zou u het liefst willen?'

P: 'Nou, het liefst heb ik dat je een keer hierheen komt' (stilte).

H: 'Oké, dan doe ik dat. Bent u dan bereid om met mij te bespreken wat de beste manier is om u volgende keer wel weer uit huis te krijgen?'

P: 'Ja, hoor.'

H: 'Mooi, dan is dat het eerste dat we straks bespreken. En bent u al opgestaan en aangekleed?'

P: 'Een beetje.'

H: 'Oké. Nou, ik ben er over twee uur, om 15.00 uur precies. Ik kom bij u langs, maar ga er wel van uit dat u dan bent gedoucht en aangekleed en dat we het hebben over de volgende keer. Akkoord?'

P: 'Oké.'

Commentaar

De hulpverlener kent zijn patiënte natuurlijk al langer en komt tot de conclusie dat het niet gaat lukken haar naar de instelling te krijgen. Vorige keer is ze zonder bericht niet gekomen en heeft later teruggebeld. Het lijkt verstandig om nu bij haar langs te gaan, maar wel onder enkele voorwaarden. Door deze voorwaarden te stellen, bereikt de hulpverlener twee doelen: de patiënt wordt weer iets actiever (zoals douchen en aankleden) en het is duidelijk dat er over de locatie waar de hulp plaatsvindt altijd onderhandeld moet worden. Daarmee blijft het huisbezoek, als een niet-gewenste situatie, onderwerp van gesprek en wordt geen automatisme.

> Op de bijgevoegde dvd wordt in scène 2 een aantal verwachtingen besproken door patiënt en professional.

5.6 Werkrelatie monitoren

Bij de structurele elementen van sociaal-psychiatrische begeleiding kwam het constant monitoren van de werkrelatie al aan de orde (zie hoofdstuk 2). Daar bespraken we al kort het terugkijken op het voorgaande gesprek en het invullen van de Session Rating Scale (SRS). Deze was oorspronkelijk bedoeld voor gebruik door de cliënt, maar in ons onderzoek naar sociaal-psychiatrische begeleiding hebben we de SRS - door een minieme aanpassing - ook geschikt gemaakt voor gebruik door de professional. Met in het achterhoofd de valkuilen van (langdurige) sociaal-psychiatrische begeleiding (zie hoofdstuk 1), is het van groot belang dat patiënt en professional op zichzelf en op elkaar blijven afstemmen. Aangezien gewoontegedrag vaak zo sterk op de loer ligt, is het gebruik van de SRS in elke sessie een praktisch hulpmiddel om weer even te kijken naar de eigen gevoelens over het contact en naar die van de ander.

De SRS (zie figuur 5.1) bestaat uit drie vragen over respectievelijk het contact, de doelen en de manier waarop er aan problemen of doelen wordt gewerkt. Een vierde vraag gaat over het geheel. De drie eerste vragen sluiten bijna naadloos aan bij de drie fasen die in dit boek worden geschetst. Daarom is de SRS bij uitstek geschikt om niet alleen de werkrelatie maar het gehele begeleidingsproces te monitoren.

Na het invullen van de SRS aan het einde van het gesprek leggen patiënt en professional hun scores naast elkaar en bekijken zo hoe ze ervoor staan. Als een van de twee, of beiden, erg lage scores hebben of de scores erg uiteenlopen, dan kunnen ze dat de volgende keer op de agenda zetten ter bespreking. De scores worden door de professional in het dossier gezet, waardoor ook het beloop over de tijd duidelijk wordt.

> In scène 4 op de bijgevoegde dvd wordt de SRS ingevuld en besproken.

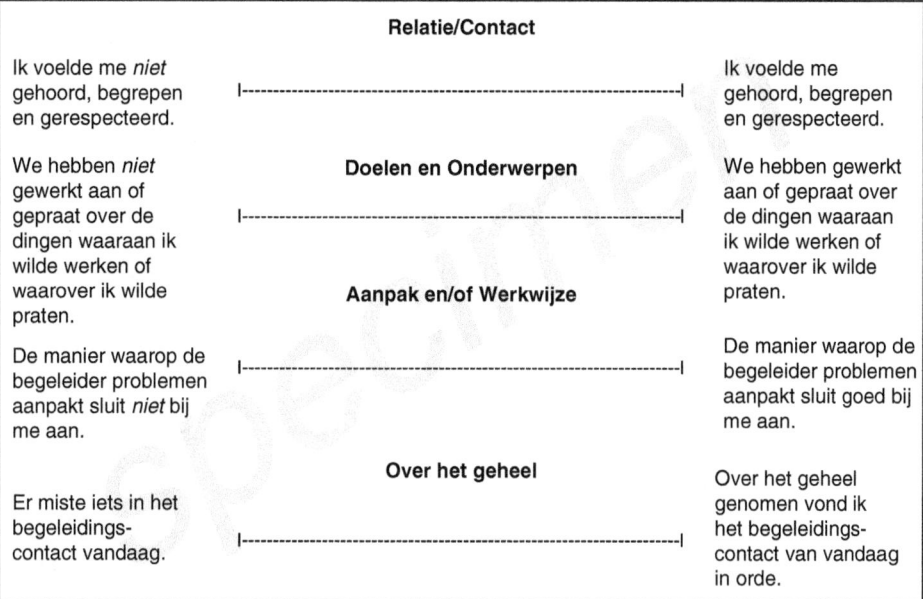

Figuur 5.1
De Session Rating Scale ofwel SRS (bron: Miller, Duncan & Johnson, 2000; Nederlandse vertaling Hafkenscheid e.a. NB: in de professionalversie van de SRS is 'begeleider' vervangen door 'cliënt' (zie ook bijlage 3).

5.7 Bijzondere situaties

In dit hoofdstuk zijn we er bijna steeds van uitgegaan dat iemand netjes op kantoor komt en keurige afspraken maakt over hoe en wat. Voor onze doelgroep - oordeelsbekwame, niet-psychotische patiënten - lijkt dat een redelijke aanname. Maar ernstig verwaarloosde en achterdochtige mensen willen vaak juist geen hulp en sommige anderen willen alleen hulp op hun eigen manier. Bij mensen die niet willen maar voor wie hulp wel noodzakelijk lijkt, is het belangrijkste ervoor te zorgen dat er in ieder geval een vervolgafspraak komt.

Mevrouw Ubbing

De 36-jarige, ernstig verwaarloosde mevrouw Ubbing heeft altijd samengewoond met haar oudere broer. Deze is onlangs echter vrij onverwachts overleden en nu is mevrouw Ubbing als enige verantwoordelijk voor de huurflat. De buren hebben de woningbouwvereniging gebeld, die vervolgens het OGGZ-team[1] gevraagd heeft een kijkje te nemen. Mevrouw Ubbing maakt een verwarde, mogelijk psychotische, indruk en wil eigenlijk de deur niet opendoen.

---

1 Openbare Geestelijke Gezondheidszorg: laagdrempelige hulpverlening die vooral wordt ingezet voor mensen die wel complexe (psychiatrische) problemen hebben maar geen hulp vragen.

Na veel vijven en zessen komt een ongemakkelijk gesprekje in de deuropening tot stand, waarin duidelijk wordt dat zij haar huur niet kan betalen en bang is weg te moeten. De medewerkers beloven morgen terug te komen met papieren om uitstel van betaling te vragen, waarop zij ermee instemt hen morgen in de woning te ontvangen.

Commentaar
Hoewel veel informeler in sociaal-psychiatrische begeleiding, doen ook de OGGZ-medewerkers hier aan het vormgeven van het contact. De cliënt mag hulp verwachten, mits ze hen de volgende keer binnenlaat. Een beschrijving van specifieke OGGZ-bemoeizorgmethodieken valt buiten het kader van dit boek. Er zijn in Nederland uitstekende inleidingen geschreven door onder meer Hendriks (1998), Lohuis e.a. (2008) en Tielens en Verster (2010).

Ook in sommige situaties met de doelgroep van dit boek kan het anders lopen. Juist om die reden is het zo belangrijk om wederzijdse verwachtingen af te stemmen.

Mevrouw Van Velzen

Mevrouw Van Velzen is een jonge vrouw met een eetstoornis, die recentelijk ontslagen is uit een specialistische kliniek maar nu - na een suïcidepoging - is opgenomen op een gesloten opnameafdeling. Een hulpverlener van de ambulante zorg is door het team van de kliniek gevraagd kennis te komen maken om haar ontslag van de afdeling te bespoedigen. Mevrouw Van Velzen wil echter alleen maar met de hulpverlener praten als hij ervoor zorgt dat ze terug kan naar de eetstoornissenafdeling. Ze ervaart de gesloten opname als een afgang, wil niet 'zomaar een hulpverlener' en voelt zich in de steek gelaten door de eetstoornissenafdeling waar ze nu niet naar terug kan.

Commentaar
In deze situatie lijkt het verstandig als de hulpverlener zich nog even afzijdig houdt en zich niet mengt in een mogelijke strijd tussen de afdeling en mevrouw Van Velzen over haar verdere hulp.

Aanbevolen literatuur

Esveld (2010). *Meten is weten*. Aardig artikel over het gebruik van de SRS als middel om de therapeutische relatie te verbeteren in de ambulante praktijk.
Colijn e.a. (2009). *Leerboek integratieve psychotherapie*. Compleet handboek dat veel aandacht besteedt aan de therapeutische relatie.

Linehan (2008). *Dialectische gedragstherapie bij borderline persoonlijkheidsstoornis.* In dit boek (en deze therapie) wordt veel aandacht besteed aan de 'pre-treatment', waarin verschillende van de hier beschreven elementen aan bod komen.

6 Doelen opstellen en onderhandelen (fase 2)

Zonder duidelijke doelstellingen is sociaal-psychiatrische begeleiding vaak richtingloos. Het opstellen van goede doelen is niet eenvoudig maar het eerder geformuleerde algemene doel van sociaal-psychiatrische begeleiding geeft wel enige richting. De behoeftenpiramide van Maslow helpt verder om de aard en hiërarchie in sociaal-psychiatrische begeleiding vast te stellen. Zorgbehoeften zijn echter niet hetzelfde als problemen en beide verschillen fundamenteel van doelen. In vijf stappen is het echter mogelijk om van een globaal toekomstperspectief (stap 1) te komen tot concrete werkdoelen (stap 5). In de tweede stap formuleren patiënt en professional voorlopige werkdoelen, die ze in de derde stap langs een door beiden ingevulde zorgbehoeftenlijst leggen. In de vierde stap onderhandelen ze over welke doelen welke prioriteit krijgen, om ze ten slotte scherp te formuleren als werkdoelen. Deze stapsgewijze methode helpt patiënt en professional tot werkbare doelen te komen, zonder daarbij de mogelijk dringende zorgbehoeften over te slaan. Motiverende gespreksvoering staat als gespreksmethode centraal om te onderhandelen over doelen.

6.1 Inleiding

Het ontbreekt in sociaal-psychiatrische begeleiding nogal eens aan duidelijke doelstellingen, net als in veel andere hulpvormen overigens (o.a. Hellebrand & Tiemens, 2007; Koekkoek, 2006). Hoewel er vaak goede redenen zijn voor de moeizame totstandkoming of het uitstel van het formuleren van doelen, is afstel niet aan te raden. In een onderzoeksstudie zegt een patiënt daarover bijvoorbeeld: 'Ik heb alle jaren, alle vijftien jaren dat ik met de psychiatrie in aanraking ben geweest, eigenlijk het idee gehad dat we maar wat doelloos aan het rondzwalken waren' (Koekkoek e.a., 2010b). In veel behandelvormen ligt de nadruk op uitgebreide diagnostiek door professionals en krijgen doelen veel minder aandacht. Zonder doelen leidt begeleiding echter vaak tot minder goede resultaten en langduriger hulp (o.a. Hellebrand & Tiemens, 2007).

6.2 Doelen in langdurige begeleiding

Langdurige hulp is onzes inziens niet per se verkeerd, maar wel als die hulp geen concrete doelen heeft. We gaan er in dit boek van uit dat sociaal-psychiatrische begeleiding, ongeacht de duur, een begin en een einde kent. Hoewel een aanzienlijk aantal patiënten in de tweedelijns-ggz zeer langdurige begeleiding ontvangt, zien we begeleiding nooit per definitie als eindeloos. Naast het praktische feit dat er in de ggz altijd schaarste is, hanteren we op ethisch-filosofisch niveau het uitgangspunt dat het bieden van eindeloze begeleiding betekent dat de cliënt is opgegeven. Omdat we die boodschap niet willen overbrengen, vinden we het erg belangrijk om met doelstellingen te werken, zelfs als de cliënt die schijnbaar niet heeft of niet wil hebben.

Doelen in sociaal-psychiatrische begeleiding hangen noodzakelijkerwijs samen met het algemene doel van deze hulpvorm: effectievere omgang met beperkingen ten gevolge van psychiatrische problematiek, en benutting van eigen mogelijkheden, resulterend in verbeterd interpersoonlijk en sociaal functioneren (zie hoofdstuk 1). Het is nog niet zo eenvoudig om hieruit directe concrete doelen af te leiden, want welke doelen zijn relevant en haalbaar? En welke hebben voorrang op andere? Om de aard en hiërarchie van de doelen te illustreren, gebruiken we de oude en alom bekende behoeftenpiramide van Maslow (zie figuur 6.1).

Doelen die in sociaal-psychiatrische begeleiding worden nagestreefd, liggen in de onderste drie lagen van de behoeftenpiramide: fysiologische behoeften, behoeften aan veiligheid en zekerheid en behoeften aan sociaal contact. Vaak zijn de behoeften - en daarmee de doelen - van mensen in sociaal-psychiatrische begeleiding basaler en fundamenteler dan die van mensen die psychotherapie volgen. En hoewel Maslows hiërarchie van behoeften meermalen is bekritiseerd, is het zeer logisch en makkelijk te begrijpen dat de meest basale noden komen vóór de meer sociale. Van Maslows algemene model van behoeften naar concrete doelen voor sociaal-psychiatrische begeleiding is echter een flinke stap. In dit hoofdstuk maken we duidelijk hoe die stap gemaakt kan worden en met welke hulpmiddelen.

Mevrouw Wassili

Mevrouw Wassili vertelt in haar eerste begeleidingsgesprek met de hulpverlener dat ze zich somber voelt en veel piekert over haar verleden. Daarnaast heeft ze geen werk en lopen haar reeds bestaande schulden verder op, doordat er onvoldoende geld binnenkomt. Dit kan, zo zegt zij, gevolgen hebben voor haarzelf en haar zesjarige dochter, weliswaar nog niet op dit moment maar mogelijk in de nabije toekomst. De hulpverlener erkent mevrouw Wassili's somberheid, maar maakt zich vooral zorgen over de financiële tijdbom onder dit eenoudergezin. Hij stelt voor eerst samen zicht te krijgen op haar inkomen en uitgaven, mogelijk een zoektocht naar werk te starten en/of een schuldsaneringtraject te beginnen. Mevrouw Wassili hoort een en ander vriendelijk aan en maakt een afspraak voor een volgend gesprek, maar komt niet meer terug. De hulpverlener belt haar en verneemt dat zij het niet vond klikken en zich niet gehoord voelde. Er wordt een afspraak met een andere hulpverlener gemaakt die wel met haar aan het werk gaat, op het gebied van haar stemming en haar jeugdervaringen.

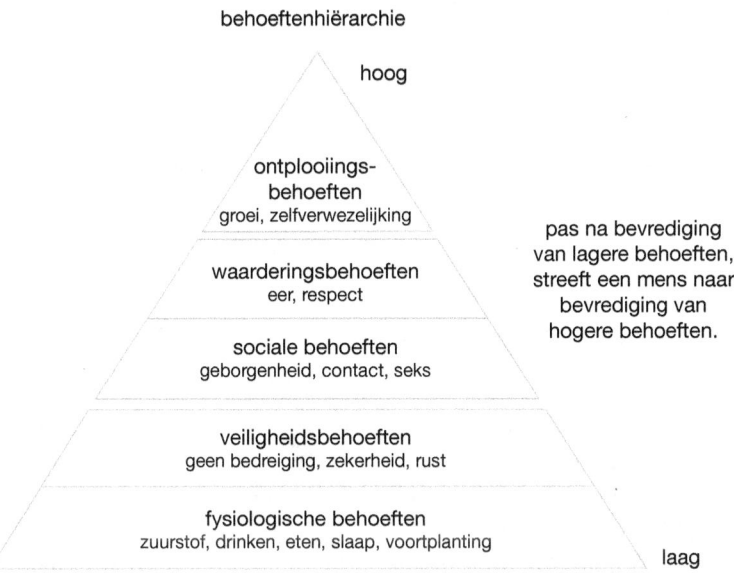

Figuur 6.1
Behoeftenpiramide van Maslow.

Meneer Zondervan

Meneer Zondervan maakt op verzoek van zijn behandelend arts kennis met een hulpverlener. Er zouden veel problemen zijn: fors drankgebruik, beperkte daginvulling en slechte therapietrouw van stemmingstabiliserende medicatie. Tijdens het eerste begeleidingsgesprek met de hulpverlener laat meneer Zondervan echter weten dat alles vrij goed loopt. Aangezien de hulpverlener geen direct gevaar ziet, geen toegang krijgt tot mensen in de omgeving van meneer Zondervan en de situatie redelijk 'senang' aanvoelt, gaat hij akkoord met een laagfrequent contact dat vooral gericht is op het vinden van dagbesteding. Deze gesprekken verlopen voorspoedig: meneer Zondervan begint met enkele activiteiten vanuit het psychiatrisch centrum en verricht regelmatig vrijwilligerswerk bij hem in de buurt. Op zeker moment wordt de hulpverlener echter gebeld door de GGD, die op verzoek van de wijkagent een bezoek heeft gebracht aan de woning van meneer Zondervan. Hoewel er geen reden tot zorg blijkt te zijn, is de hulpverlener toch enigszins onaangenaam verrast door deze gang van zaken. Meneer Zondervan vertelt dat de wijkagent is langsgekomen na klachten over geluidsoverlast en in zijn woning veel rommel en weinig meubels heeft aangetroffen. Vervolgens is de GGD ingeschakeld om te beoordelen of er sprake is van een gevaarlijke gezondheidssituatie. De hulpverlener besluit - beter ten halve gekeerd, dan ten hele gedwaald - snel zelf op huisbezoek te gaan.

Commentaar
Deze cases laten zien dat de overeenstemming tussen patiënt en hulpverlener over de wens tot en noodzaak van zorg vaak beperkt is. Dergelijke moeizame overeenstemming komt niet alleen voor bij mensen die zorg pertinent afwijzen ('zorgmijders') maar ook bij vele anderen. Bij mensen die juist erg veel zorg willen, hoge verwachtingen hebben of hopen op langdurige zorg, is dit ook problematisch.

6.3 Zorgbehoeften, problemen, doelen en hun onderlinge verhouding

Momenteel worden behoeften en doelen vaak nog sterk als lineair met elkaar verbonden begrippen beschouwd (o.a. Corrigan e.a., 2001); het een is het tegendeel van het ander. Of dat zo is, valt te betwijfelen. Behandel- of begeleidingsdoelen zijn lang niet altijd het spiegelbeeld van problemen of behoeften (dit is een belangrijk uitgangspunt in onder meer de oplossingsgerichte therapie). Mensen kunnen ergens mee zitten (bijvoorbeeld somberheid) maar een doel hebben dat daarmee niet direct samenhangt (bijvoorbeeld een leuke daginvulling of baan vinden). Of mogelijk nog herkenbaarder: velen van ons zouden ja zeggen als hun werd gevraagd of ze behoefte hebben aan hulp bij de financiële administratie. Het lijkt ons in ieder geval heerlijk om niet 's avonds over papieren gebogen te hoeven zitten. Maar ons doel is niet om iemand in huis te halen die de administratie doet, ons doel zou veel meer iets zijn als: zo efficiënt en effectief mogelijk zelf de administratie doen. Want het perspectief om zelf geen overzicht en zeggenschap meer te hebben over de financiën is buitengewoon onaantrekkelijk. Uit gesprekken met en onderzoek onder patiënten komen vaak verrassende doelstellingen naar voren, die veel minder lineair samenhangen met de aanwezige problemen dan professionals denken (Berg & Dolan, 2002).

Een goed geformuleerd doel biedt bovendien veel meer houvast dan een probleem (o.a. Hellenbrand & Tiemens, 2007). Een doel is bereikbaar, een probleem is op zijn best oplosbaar (maar in langdurige begeleiding vaker niet dan wel). Het is makkelijker om iets te bereiken dan om iets te laten verdwijnen. Doelen hebben bovendien het voordeel dat ze iets uitdrukken dat positief en gewenst is, en praten over dergelijke zaken zorgt meestal voor een betere sfeer dan praten over problemen (o.a. De Jong & Berg, 2001).

6.4 Van problemen naar doelen (zonder de problemen te negeren)

Veel cliënten in langdurige zorg, vooral die met niet-psychotische problematiek, zien veel problemen. Dat is niet ten onrechte; er zijn vaak ook veel problemen. Echter, praten over problemen helpt doorgaans weinig, zo zeggen ook veel cliënten zelf (Koekkoek e.a., 2010b). De kunst is dus om aan problemen te werken en er niet alleen maar over te praten. Praten over problemen die niet of nauwelijks oplosbaar zijn, werkt demotiverend en demoraliserend voor zowel cliënten als professionals. Beiden zien na een tijdje geen perspectief op verbetering meer. Deze negatieve perceptie van toekomstmogelijkheden kan een selffulfilling prophecy worden (o.a. Koekkoek e.a., 2011).

In het voorgaande benoemden we al dat doelen niet per se het omgekeerde van problemen zijn, maar op zichzelf (kunnen) staan. Het belangrijkste in het contact met cliënten in sociaal-psychiatrische begeleiding is om hen op het spoor van toekomstperspectief te brengen. Vaak zijn ze somber of moedeloos of wordt hun leven bepaald door steeds terugkerende crises. Om hoop te krijgen is het dan belangrijk om te focussen op mogelijkheden en kansen op langere termijn. Het helpt om de problemen in het hier en nu (bijvoorbeeld geldgebrek) te benoemen als een belemmering om een doel te bereiken, en niet als een probleem dat alles voor altijd onmogelijk maakt. In tabel 6.1 staan de stappen naar werkbare doelstellingen beschreven.

Tabel 6.1   In vijf stappen van probleem naar doel

Stap		Actie
1	Creëer toekomstperspectief	Formuleer gezamenlijk een langetermijn-begeleidingsdoel voor de toekomst
2	Formuleer voorlopige werkdoelen	Vertaal het grote begeleidingsdoel naar enkele voorlopige werkdoelen
3	Inventariseer huidige zorgbehoeften	Vul de CANSAS in (zowel cliënt als professional)
4	Onderhandel over zorgbehoeften en werkdoelen	Bespreek de noodzaak en prioriteit van zorgbehoeften in relatie tot het grote begeleidingsdoel
5	Formuleer werkdoelen	Concretiseer de werkdoelen en formuleer ze SMARTIE

Om te voorkomen dat, door het uitsluitend stellen van doelen, belangrijke zorgnoden buiten zicht of beschouwing blijven, stellen we de volgende stappen voor:
- cliënt en professional formuleren gezamenlijk één of meer langetermijndoelen van de cliënt (begeleidingsdoel);
- cliënt en professional formuleren op basis daarvan enkele voorlopige concretere doelen (voorlopige werkdoelen);
- cliënt en professional brengen ieder afzonderlijk de zorgbehoeften in kaart en leggen deze naast elkaar;
- cliënt en professional beoordelen samen welke zorgbehoeften het bereiken van het grote begeleidingsdoel in de weg staan en onderhandelen over aan welke zorgbehoeften echt gewerkt moet worden;
- als laatste stap formuleren patiënt en professional samen definitieve werkdoelen voor de korte en middellange termijn die recht doen aan zowel de besproken zorgbehoeften als het begeleidingsdoel voor de lange termijn.

6.5   Stap 1: creëer toekomstperspectief

We hebben het eerst over cliënts toekomstperspectief, vervolgens over zorgbehoeften en dan over definitieve, gezamenlijk geformuleerde doelen. Door een globale maar relevante vraag aan een cliënt te stellen, zoals: 'Hoe wilt u dat uw leven er over een jaar uitziet?', komen zowel cliënt als professional op het spoor van de toekomst en de invulling van het dagelijks leven.

Mevrouw Simons

Mevrouw Simons is met behoorlijke spoed verwezen door de huisarts. De hulpverlener en zij kennen elkaar uit een eerdere groepsbehandeling voor cliënten met een borderlinestoornis. Kort na de hernieuwde kennismaking steekt ze van wal over haar onbetrouwbare partner, zijn agressieve gedrag naar anderen waardoor hij mogelijk de gevangenis in moet, een conflict met haar zussen en de woning die te klein is voor de baby die eraan komt. In korte tijd ontvouwt zich een kluwen van problemen, door cliënt in hoog tempo en zonder onderbrekingen verteld. Het kost de hulpverlener moeite om er tussen te komen. Als hij niets doet zal het gesprek snel afgelopen zijn, zonder dat hij iets heeft kunnen zeggen.
  H: 'Sorry dat ik je onderbreek, maar zouden we heel even kunnen kijken naar wat we hier met elkaar gaan doen in deze gesprekken?'
  P (opgewekt): 'Prima. Laat maar horen.'
  H (lachend): 'Nou, ik ga dat niet aan jou vertellen. Ik zou graag samen kijken of we iets kunnen bedenken.'
  P: 'Prima.'
  H: 'Stel dat je een jaar verder bent dan nu, en je een aantal van de problemen van nu hebt aangepakt, hoe zou je leven er dan uitzien?'
  P: 'Nou, dan zou ik lekker gelukkig met mijn kindje in een mooi huis wonen.'

H: 'En wat nog meer?'
P: 'Dan zou ik geen problemen meer hebben.'
H: 'Oké. En hoe ziet je leven er zonder problemen uit? Wat doe je dan? En met wie heb je contact?'
P: 'Nou gewoon, met iedereen. En ik ben lekker moeder. En misschien een baantje erbij.'

Commentaar
Het is gelukt om cliënte een beetje richting toekomst te laten kijken, maar ze lijkt nog steeds te popelen om de acute problemen van nu weer op tafel te leggen. Dat is begrijpelijk: dromen over de toekomst is mooi, maar als het nu ellendig is, vraagt het heden veel meer aandacht. Ook legt cliënte nog geen verband tussen de mogelijke veranderingen en dat wat ze daar zelf aan kan doen. Maar dat hoeft op dit moment ook nog niet. Sterker, als de hulpverlener daar nu al mee komt, haakt ze mogelijk af.

6.6 Stap 2: formuleer voorlopige werkdoelen

Aangezien de toekomstvraag abstract is, zal de professional de cliënt vaak moeten helpen door te vragen naar kleinere doelen, zoals: 'Hoe wilt u dat over een jaar de relatie met uw kinderen loopt?' Veel cliënten zullen antwoorden geven als: 'Het gaat dan goed tussen mij en mijn dochter', waarna de professional verder moet exploreren wat 'goed' is en wat er dan anders is dan nu. Als duidelijk is geworden wat het doel van de cliënt is, bijvoorbeeld: 'Over een jaar zie ik mijn dochter iedere week en hebben we geen ruzie tijdens onze contacten', kan het volgende terrein worden besproken. Idealiter rollen er drie tot vijf voorlopige werkdoelen uit deze bespreking.

Mevrouw Simons (vervolg)

H: 'Dus je hebt contact met iedereen en je bent vooral moeder met misschien een kleine baan erbij. Laten we daar even over door praten. Wie is iedereen?'
P: 'Nou gewoon, met iedereen. Mijn moeder, mijn zussen, mijn vriend.'
H: 'Maar niet met iedereen loopt het nu lekker. Hoe gaat het als het wel lekker loopt, bijvoorbeeld met je zussen?'
P: 'Mijn zussen zijn niet echt het probleem, hoor. Ze vinden mijn vriend gewoon niet goed genoeg voor mij en daar ben ik kwaad over. Dus hebben we ruzie. Misschien is hij wel niet goed voor mij, maar dat kan ik toch zelf wel bepalen? Of niet soms?'
H: 'Ja, dat is aan jou om te bepalen. Maar als je daarmee je zussen kwijtraakt ...'
P: 'Ik raak ze niet kwijt, hoor. Mijn zussen raak ik nooit kwijt. Ze moeten alleen een beetje dimmen.'

H: 'Dus het zou beter tussen jou en hen gaan als ze zich minder met jou zouden bemoeien?'
P: 'Zeker, dan zou het stukken beter gaan.'
H: 'En als ze zich minder met je bemoeien, hoe ziet het er dan uit, dat contact met hun?'
P: 'Pff ... Tja, dat weet ik zo niet, hoor. Ik denk ... we zien elkaar gewoon af en toe en praten wat over van alles. Maar niet de hele tijd dat gezeur over wat ik allemaal niet goed doe.'
H: 'Dus je zou je zussen bijvoorbeeld eenmaal per week zien? En dan zou je gewoon over van alles praten, als gelijkwaardige zussen, vrouwen of moeders. Zoiets?'
P: 'Ja, ja, gelijkwaardig. En over de kinderen natuurlijk ook praten, ja. Of gewoon gaan winkelen en niet te veel ouwehoeren en zo.'

Commentaar
Cliënte krijgt langzaamaan iets duidelijker wat ze wil met haar zussen. De hulpverlener heeft het heel bewust niet over wat er moet gebeuren om dat te bereiken, of over wat zij zelf kan doen. Dat is allemaal van later orde. Eerst moet echt duidelijk zijn waar cliënte heen wil. (In de volgende stappen gaat het over de haalbaarheid van haar wensen.)

6.7 Stap 3: vul de CANSAS in

In deze stap vult zowel de cliënt als de professional een vragenlijst over zorgbehoeften in. We zouden kunnen volstaan met het uitsluitend formuleren van doelen, maar dan missen we mogelijk toch belangrijke dingen. Doelen hebben namelijk een hoog 'als ..., dan ...'-gehalte en kunnen wel eens wat minder realistisch zijn. Het invullen van een lijst met concrete zorgbehoeften op een aantal terreinen is dan een soort toetsing aan de realiteit: welke zaken spelen er nu die het behalen van doelen in de weg staan? We hebben hier gekozen voor de CANSAS (zie ook hoofdstuk 2 en bijlage 4), want deze is relatief kort (22 items), eenvoudig te scoren (0, 1 of 2 invullen) en overzichtelijk (één A4-vel). Tegelijkertijd is de betrouwbaarheid ervan niet altijd optimaal: de overeenstemming tussen professionals over de zorgbehoeften kan beter. Ook vraagt de instructie om de nodige aandacht.

Toch denken we dat de CANSAS voor ons doel de optimale lijst is. De 22 items zijn gerelateerd aan de belangrijkste levensgebieden. Het abstractieniveau van de vragen loopt nogal uiteen: één vraag gaat over hulp bij psychische problemen en een andere over telefoneren. Met dat laatste hebben relatief weinig patiënten in deze doelgroep problemen. Wie de CANSAS iets langer bekijkt, ziet veel onderdelen uit de behoeftenpiramide van Maslow voorbij komen (niet die in de hoogste lagen, wel in de lagen daaronder).

De CANSAS wordt dus ingevuld door zowel de cliënt als de professional. De cliënt baseert zich daarvoor op zijn of haar eigen ideeën. De hulpverlener

zal zijn of haar idee moeten baseren op een aantal mogelijke informatiebronnen:
- informatie uit dossier, anamnese, enzovoort;
- informatie van de cliënt;
- eigen observaties in de spreekkamer;
- informatie van derden (systeemleden van de cliënt, andere hulpverleners binnen en buiten de eigen instelling);
- eigen observaties elders (bijvoorbeeld cliënts woning).

Het invullen van de CANSAS kan in het gesprek gedaan worden, maar dat kost uiteraard wel tijd. De hulpverlener kan de CANSAS ook aankondigen en een kwartier vóór de volgende afspraak aan de cliënt geven in de wachtkamer (mits het iemand is die vaak eerder aanwezig is). Vragen van de cliënt kunnen dan direct tijdens het gesprek worden besproken. Het mee naar huis geven van de CANSAS heeft voor- en nadelen: de kans dat het vergeten wordt is vrij groot, maar daar staat tegenover dat de cliënt de CANSAS ook samen met iemand kan invullen; twee weten vaak toch meer dan een, juist over dit soort thema's. Ook kan de CANSAS tijdens de sessie worden ingevuld, samen met een systeemlid.

Mevrouw Simons (vervolg)

H: 'Mooi, we hebben allebei de CANSAS ingevuld. Lukte dat een beetje?'
P: 'Ja, hoor. Gewoon een paar rondjes en kruisjes zetten.'
H: 'En zoals je de lijst nu hebt ingevuld, klopt dat een beetje met je dagelijks leven?'
P: 'Ik denk het wel, hoor. Alleen de vragen over seksualiteit heb ik niet ingevuld. Daar hebben jullie niks mee te maken.'
H: 'Oké, prima. Mocht dat ooit veranderen, dan hoor ik het wel. Voor nu is het dan geen gespreksonderwerp. (...) Ik heb de lijst ook ingevuld, dus laten we ze eens naast elkaar leggen.'
P: 'Oké. Nou, ik hoop dat ik het goed gedaan heb.'
H: 'Het kan niet goed of fout, gelukkig. Het gaat er vooral om of we dezelfde zorgbehoeften hebben gescoord. En als dat niet zo is, of we het dan eens kunnen worden over de verschillen.'

Commentaar
Patiënten en hulpverleners scoren zelden dezelfde of hetzelfde aantal zorgbehoeften, zo blijkt steeds weer uit onderzoek. Uit enkele eerdere cases bleek dit in de praktijk ook vaak een probleem te zijn. Het uiteenlopen van de scoring is weliswaar lastig, maar niet onoverkomelijk: door het gebruik van de CANSAS wordt dit juist duidelijk en ontstaat er een gesprek dat anders niet gevoerd zou zijn.

6.8 Stap 4: onderhandel over zorgbehoeften en doelen

In deze stap moeten cliënt en professional onderhandelen over zorgbehoeften en doelen. Het idee is steeds dat het globale begeleidingsdoel (het toekomstperspectief uit stap 1) en de voorlopige werkdoelen (uit stap 2) richtinggevend zijn. Er hoeft dus niet bij elke zorgbehoefte een doel geformuleerd te worden, of voor elke zorgbehoefte een zorgaanbod te komen. Integendeel, in principe zijn alleen die zorgbehoeften relevant die het bereiken van de doelen belemmeren. Maar cliënt en professional verschillen vaak van inzicht over de noodzaak van het vervullen van bepaalde zorgbehoeften. Als de cliënte uit ons voorbeeld ernstig verslaafd en achterdochtig zou zijn, en ze geen woonruimte zou hebben maar wel zwanger zou zijn, dan zou de professional altijd een zorgbehoefte scoren op het gebied van wonen en zorg voor (aanstaande) kinderen, terwijl de cliënt dat mogelijk niet doet. Dan is er dus een duidelijk en vrij fundamenteel verschil van inzicht. Precies om die reden formuleren we eerst globale doelstellingen: om een toekomstperspectief te creëren waarover patiënt en professional het gemakkelijk eens kunnen worden. In dit geval is dat bijvoorbeeld: 'Ik zou moeder willen zijn in mijn eigen huis.' Dit is een doel waar een aanstaande moeder die oordeelsbekwaam is, maar moeilijk tegen kan zijn. Vervolgens is dan de vraag welke stappen gezet moeten worden om dat doel te bereiken.

Om het eens te worden over doelen, is vaak meer nodig dan alleen een toekomstperspectief. In voorkomende gevallen, bijvoorbeeld bij een verslaafde moeder van een jong kind, zal de professional in de verleiding komen om de patiënt doelen op te dringen. Maar we hebben al veel eerder geconstateerd dat het voorschrijven van doelen of oplossingen vaak niet of zelfs averechts werkt bij deze groep patiënten. Daarom zetten we in deze fase ook weer de motiverende gespreksvoering in als gespreksmethode (zie hoofdstuk 4).

Een methode die in de somatische gezondheidszorg en toenemend in de geestelijke gezondheidzorg gebruikt wordt bij het onderhandelen over doelen en interventies is oplossingsgerichte gespreksvoering ofwel 'shared decision making'. Er zijn al verschillende instrumenten ontwikkeld en onderzoeken gedaan (o.a. Deegan e.a., 2008; Torrey & Drake, 2010; Joosten, 2009), vaak sterk gericht op het medicatiecontact van de patiënt met een arts of psychiater. De basisgedachte is dat patiënt en professional aan de hand van evenveel kennis samen tot een besluit komen over wat er gedaan wordt of, in dit geval, welk doel geformuleerd of geprioriteerd wordt. In oplossingsgerichte gespreksvoering is het gebruikelijk om plussen en minnen van de ene aanpak af te zetten tegen de plussen en minnen van de andere aanpak.

Mevrouw Simons (vervolg)

Het begeleidingsdoel van mevrouw Simons is dus: in een prettig eigen huis wonen met haar kind, goed contact hebben met haar zussen en moeder en mogelijk een baantje. Het voorlopige werkdoel omtrent haar zussen is ze eenmaal per week zien en dan gewoon over van alles praten, als gelijkwaardige zussen.

De hulpverlener heeft op de CANSAS een onvervulde zorgbehoefte gescoord op item 17 (zorg voor de kinderen), mevrouw Simons heeft daar een vervulde zorgbehoefte gescoord. Uit eerdere opmerkingen is al gebleken dat de problemen met haar zussen meestal ontstaan door onenigheid over de opvoeding van hun kinderen. Mevrouw Simons vindt haar zussen te laks en te lief, waardoor haar zoontje vaak de dupe is van het 'asociale' gedrag van de neefjes en nichtjes. De hulpverlener weet niet zeker of dit het probleem is, hij kent de andere kinderen niet, maar weet wel dat door allerlei stressvolle gebeurtenissen en verhuizingen het zoontje van mevrouw Simons mogelijk moeilijke jaren achter de rug heeft. De hulpverlener ziet vooral de teruggetrokkenheid en mogelijke angst van het jongetje. Bovendien hoort hij mevrouw Simons vaak erg ferm praten over hoe ze hem aanpakt.

Er is hier dus een lastig verschil van inzicht; niets ligt zo gevoelig als praten over de opvoeding van kinderen. Toch lijkt het een belangrijk punt, zowel voor mevrouw Simons, haar zoontje, als voor het gezinssysteem van mevrouw Simons.

H: 'Ik zie dat je bij zorg voor de kinderen een 1 hebt gescoord. Je bedoelt dus dat je hulp nodig hebt, maar die in voldoende mate krijgt?'

MS: 'Klopt.'

H: 'En wie geeft je die hulp?'

P: 'Jij, natuurlijk. En mijn moeder. En een vriendin.'

H: 'Zeggen die allemaal hetzelfde?'

P: 'Vaak wel hoor, maar niet altijd, natuurlijk.'

H: 'Wat zegt je moeder bijvoorbeeld?'

MS: 'Dat ik niet zo streng moet zijn voor mijn zoon Jesse, dat hij nog maar een kind is.'

H: 'En wat zegt je vriendin?'

P (lachend): 'Dat je beter te streng kunt zijn dan niet streng genoeg, want dan nemen je kinderen het huis over!'

H: 'Heb je wel eens het idee dat Jesse het huis overneemt?'

P: 'Nee, nooit eigenlijk. Hij luistert altijd heel goed.'

H: 'Dat is mooi. Dat is een mooie verdienste van jou als moeder! Luistert hij ook wel eens te goed?'

P: 'Wat bedoel je ...?!'

H: 'Nou, dat hij heel braaf doet wat mensen zeggen, omdat hij misschien bang is om straf te krijgen?'

P: 'Ik sla hem niet, hoor, als je dat bedoelt!'

H: 'Nee, dat bedoel ik niet. Al hoop ik wel dat je hem niet slaat ... Ik bedoel dat hij wel eens een beetje gedwee is als volwassenen iets tegen hem zeggen.'

P: 'Nou ja, misschien wel. Dat zegt mijn moeder ook wel eens. Maar kinderen moeten ook gewoon luisteren naar volwassenen!'

Commentaar
Door vragen te stellen over de situatie en daarbij de mening van belangrijke anderen mee te wegen, lukt het om mevrouw Simons aan het denken te zetten over haar opvoeding. Zij en de hulpverlener vervolgen het gesprek en bereiken overeenstemming over het minder streng aanpakken van haar zoontje. Of, positiever geformuleerd: hem de ruimte geven om zelf dingen te ontdekken en sterker te worden in contact met anderen. Dit laatste is weer van belang in het contact tussen mevrouw Simons en haar zussen. Als zij minder ruzie hebben over de opvoeding, is de kans groot dat ze beter met elkaar omgaan. Het invullen van de CANSAS vestigt de aandacht op dit punt, dat anders misschien vergeten zou zijn. Door het gesprek staat het niet alleen op de agenda van de hulpverlener maar ook op die van de patiënt.

6.9 Stap 5: formuleer concrete werkdoelen

Wanneer patiënt en professional het (voorlopig) eens zijn over inhoud en prioriteit van de doelen, dan moeten er scherp geformuleerde werkdoelen komen die helpen het globale begeleidingsdoel te bereiken. Zo'n werkdoel zou kunnen zijn: 'Ik geef minder geld uit aan kleding en sigaretten, zodat ik voldoende geld heb om mijn dochter iedere twee weken te bezoeken.' Op deze manier zijn zowel de wens van de cliënt (beter contact met dochter) als de zorg van de professional (slechte financiële situatie) in kaart gebracht en aan elkaar gekoppeld. Het is vervolgens de kunst om het werkdoel in SMARTIE-termen te formuleren (zie tabel 6.2). Deze complexe vaardigheid wordt vaak als vanzelfsprekend aanwezig beschouwd bij professionals, maar is dat doorgaans niet.

Tabel 6.2 SMARTIE-termen

Specifiek	Geef aan wat het resultaat moet zijn, in welke specifieke context en situatie
Meetbaar	Geef aan hoe je meet of en in welke mate het doel bereikt is
Acceptabel	Formuleer een acceptabel doel voor alle betrokkenen: jezelf, je directe omgeving en eventuele anderen
Realistisch	Formuleer een realistisch doel dat haalbaar is binnen de tijd, met de middelen en met de mensen die je ter beschikking hebt
Tijdgebonden	Geef aan wanneer het doel behaald is
Inspirerend	Formuleer het doel positief en inspirerend, zodat het uitdagend en zo leuk mogelijk is om mee aan de slag te gaan
Eigen controle	Formuleer een doel dat binnen je eigen controlegebied ligt, vraag je kritisch af of jij het zelf kunt behalen of dat je er hulp van anderen bij nodig hebt (in dat geval: betrek die mensen erbij)

Het SMARTIE formuleren van doelen blijkt vaak lastig te zijn in de praktijk. Vijf vragen kunnen helpen om de vijf belangrijkste (SMART-)elementen in een doel te krijgen (Tiemens e.a., 2011). Dat hierbij de SMART-volgorde wordt doorbroken, is ondergeschikt aan het formuleren van een scherp doel.
- Hoe zou de cliënt merken dat het doel bereikt is? (M)
- Om welke specifieke gedragingen, personen, activiteiten, enzovoort, gaat het bij dit doel? (S)
- Wat draagt dit doel bij aan het bereiken van het begeleidingsdoel? (R)
- Hoeveel tijd of gesprekken heeft de cliënt nodig om dit doel te bereiken en wanneer begint of eindigt het werken aan het doel? (T)
- Hoe vaak, wanneer, hoeveel of hoe is de cliënt in staat om binnen de gestelde periode aan dit doel te werken? (A)

Mevrouw Simons (vervolg)

H: 'We zijn begonnen met na te denken over wat je wil met het contact met je zussen. Toen hebben we het gehad over je zoontje, dat je misschien wil nadenken over hoe het met hem gaat en hoe jullie het samen doen. Het contact met je zussen wordt nu vaak lastiger door jullie verschillende ideeën over opvoeding, toch?'
P: 'Klopt ja.'
H: 'Waar zou je nu aan willen werken?'
P: 'Tja, dat weet ik zo niet, hoor. Ik ga niet ineens van alles veranderen of zo ...'
H: 'Maar is het iets om met je zussen in gesprek te gaan over hoe jullie kinderen samen spelen en hoe jullie daarmee omgaan?'
P: 'Nou, dat wordt niks, hoor. Daar praten ze echt niet graag over.'
H: 'En jij zelf?'
P: 'Mij maakt het niks uit, hoor.'
H: 'Hmm ... Misschien maakt het hun dan ook niet zoveel uit.'
P: 'Misschien.'
H: 'Stel dat we als doel stellen: af en toe met je zussen praten over de kinderen. Is dat wat?'
P: 'Als dat helpt om beter met ze om te gaan, dan wel, ja.'
H: 'Nou ja, ik geef geen garanties. Maar het is het proberen waard, toch?'
P: 'Hmm ...'
H: 'Dus dan wordt het iets als: "Ik bespreek, iedere keer dat er onenigheid is over hoe de kinderen met elkaar omgaan, mijn ideeën met mijn zussen en vraag naar hun ideeën."'
P: 'Iedere keer?'
H: 'Niet?'
P: 'Ik kan het proberen, maar ik weet niet of het lukt.'
H: 'Prima, dat hoeft ook niet en ook niet meteen. Wanneer kun je dit doel behaald hebben, denk je?'
P: 'Weet ik veel? Over een half jaar of zo?'

H: 'Oké, als je denkt dat dit haalbaar is, zetten we het erin. Dan wordt het dus: over een half jaar bespreek ik iedere keer dat er onenigheid is over hoe de kinderen met elkaar omgaan, mijn ideeën met mijn zussen en vraag naar hun ideeën. Kun je daarmee aan de slag?'

Commentaar
Het werkdoel voldoet aan de criteria en is een stap op weg naar het bereiken van het grotere begeleidingsdoel. Tegelijk wordt daarin de door de hulpverlener gescoorde zorgbehoefte meegenomen.

> Op de bijgevoegde dvd wordt in scène 3 één doel heel precies uitgewerkt.

Aanbevolen literatuur

Tiemens e.a. (2010). *Het doel heiligt het middel*. Compact artikel, waarin een 'doelenwaaier' wordt geïntroduceerd die mensen helpt om doelen te formuleren. Ook worden de vijf vragen toegelicht die helpen om tot SMART-doelen te komen.

Tiemens e.a. (2011). *Evidence based werken in de ggz*. Goed inleidend boek over methodisch werken in de ggz, waarin uitgebreid wordt stilgestaan bij doelen.

7 Specifieke interventies uitvoeren (fase 3)

Als fase 1 en fase 2 doorlopen zijn, kunnen specifieke interventies worden ingezet in fase 3: de werkfase. Mogelijk de belangrijkste interventie, ook weer in deze fase, is echter het monitoren van de voortgang van de doelen. Daarnaast worden twee typen specifieke interventies besproken. Dit zijn zeker niet de enig mogelijke, maar ze sluiten wel goed aan bij de inhoud van sociaal-psychiatrische begeleiding: gedragsanalyse en 'clinical casemanagement'. Gedragsanalyse is bedoeld voor mensen die geen enorme sociale problemen hebben maar vooral problemen ervaren in het interpersoonlijk contact. Gedragsanalyse vindt plaats met behulp van een formulier en komt voort uit de cognitieve gedragstherapie. 'Clinical casemanagement' is een actieve, intensieve vorm van casemanagement die voor sommige patiënten in sociaal-psychiatrische begeleiding nodig is. Deze hulpvorm is vooral praktisch van aard: de professional motiveert de patiënt tot en ondersteunt de patiënt bij het regelen en organiseren van praktische behoeften als geldzaken, wonen en dagbesteding.

7.1 Inleiding

Wanneer de werkrelatie en doelstellingen goed gedefinieerd zijn, kunnen professional en patiënt aan de gang met dingen 'doen' ofwel interventies uitvoeren. Hoewel de term technisch klinkt, gaan we ervan uit dat interventies alleen kans van slagen hebben binnen het totale pakket van begeleiding. Dus: zonder werkrelatie en zonder doelen zijn interventies kansloos en zinloos. Bijvoorbeeld: ad hoc met een patiënt naar het UWV gaan om een uitkering aan te vragen, is geen systematische hulpverlening maar een losstaande interventie. Systematisch wordt het pas wanneer er een plan is voor het beheer van het geld, wanneer de patiënt een idee heeft wat hij gaat doen wanneer hij wel een uitkering heeft, en wanneer patiënt en professional samen hebben bedacht hoe het meegaan naar het UWV past binnen de doelstellingen. Voordat we verder gaan met de specifieke interventies, kijken we daarom nog eens naar een structuuronderdeel van de werkfase: het monitoren van de voortgang.

7.2 Monitoren voortgang doelen

Ggz-professionals zijn vaak goed in het stellen van diagnosen, minder goed in het formuleren van doelen en meestal slecht in het evalueren van doelen en de voortgang in het algemeen. Na een eerste fase waarin van alles minutieus in kaart is gebracht, kan zo een lange periode van vanzelfsprekendheid en routine aanbreken. Het is dus niet alleen het gebrek aan scherpe doelen dat het resultaat belemmert (zie hoofdstuk 5) maar ook de geringe focus en evaluatie van die doelen.

In het hier voorgestelde model is in elk gesprek aandacht voor de doelen (zie hoofdstuk 3), maar daarnaast moet ook regelmatig een formele evaluatie van de doelen plaatsvinden. Er is geen richtlijn te geven voor de frequentie; deze is erg afhankelijk van de totale duur van de begeleiding en de aard van de doelen. Het is niet handig om in een begeleiding die in totaal tien contacten zal omvatten, pas bij het achtste gesprek te gaan evalueren. Zo is het ook niet zinvol om elke paar weken een doel rond het vinden van werk uitgebreid te gaan evalueren; zo snel gaat de voortgang immers meestal niet. De professional moet dus zelf afwegen wat hem zinvol lijkt, dit met de cliënt bespreken en bij aanvang van de werkfase afspreken hoe vaak en wanneer de doelen geëvalueerd zullen worden. Wordt dit niet dan al vastgelegd, dan gebeurt het vaak te laat of het blijft achterwege.

Als doelen geëvalueerd worden, is het verleidelijk om ze naar boven bij te stellen. Als bijvoorbeeld blijkt dat een doel over vrijwilligerswerk al na vier in plaats van zes maanden gehaald is, dan is het gestelde doel dus behaald. Het moet dan niet tussentijds worden bijgesteld naar 'betaald werk hebben', want op een dergelijke manier is het namelijk mogelijk om met goede doelstellingen toch nog heel lang bezig te zijn, terwijl de patiënt volgens de oorspronkelijke doelstellingen al lang en breed hersteld is.

7.3 Interventies

Interventies zijn op talloze verschillende manieren in te delen: wetenschappelijk onderbouwde versus niet-onderbouwde of 'practice-based' interventies, individuele versus systeemgerichte interventies, sociale versus farmacologische interventies, enzovoort. Passend bij de aard van de sociale psychiatrie en in het bijzonder de verpleegkundige beroepsuitoefening, concentreren we ons hier vooral op psychosociale interventies: interventies die als doel hebben om het psychisch gezond functioneren van het individu in zijn sociale omgeving te verbeteren. Hierna bespreken we, in aanvulling op de eerder besproken methoden relatiemanagement, motiverende gespreksvoering en oplossingsgerichte therapie (zie hoofdstuk 4), nog twee gespreksmethoden: gedragsanalyse en 'clinical casemanagement'. Gedragsanalyse richt zich vooral op het interpersoonlijk functioneren van de patiënt. Casemanagement is aan de orde wanneer er veel sociale problemen zijn die aangepakt moeten worden voordat er iets anders gedaan kan worden. Casemanagement sluit dus, in termen van de behoeftenpiramide van Maslow, dichter aan bij de basale behoeften, en gedragsanalyse meer bij de behoefte aan sociaal contact.

We merken daarbij direct op dat deze methoden niet zaligmakend zijn. We hebben gekozen voor deze twee methoden vanwege de wetenschappelijke evidentie, de relatief eenvoudige toepasbaarheid en het duidelijke onderscheid tussen de meer interpersoonlijke benadering en de praktische aanpak van sociale problemen. Echter, in deze derde fase van sociaal-psychiatrische begeleiding zijn in principe allerlei interventies in te zetten. We gaan ervan uit dat patiënt en professional zich beiden in een werkfase bevinden: er zijn doelen, er is duidelijkheid over de wederzijdse verwachtingen en in feite zou de best passende methode uit een scala aan behandel- en begeleidingsmethoden gekozen kunnen worden. Nogmaals, omdat die keuze toch niet zo eenvoudig is en niet iedere methode toepasbaar is door de professional of bij de patiënt, hebben we hier een pragmatische keuze voor deze twee methoden gemaakt.

7.4　Gespreksmethode 4: gedragsanalyse

Achtergrond

Gedragsanalyse is een belangrijk onderdeel van cognitieve gedragstherapie (CGT), vooral in vormen die gericht zijn op het veranderen van meer langdurig, ineffectief of zelfs schadelijk gedrag. In bijvoorbeeld de dialectische gedragstherapie voor mensen met zelfdestructief gedrag (Linehan, 1993) neemt gedragsanalyse een centrale plaats in. Hetzelfde geldt voor een cognitieve gedragstherapie voor mensen met chronische depressie en ineffectief interpersoonlijk gedrag (CBASP; McCullough, 2000). Talloze studies hebben de effectiviteit van cognitieve gedragstherapie in het algemeen en bovengenoemde therapieën in het bijzonder aangetoond. Sommigen zijn ervan overtuigd dat gedragsanalyse het meest effectieve ingrediënt is, doch wetenschappelijk is die specifieke meerwaarde niet overtuigend aangetoond. Om twee redenen gebruiken we hier toch alleen gedragsanalyse:
- cognitieve gedragstherapie is een behandelvorm die voor veel cliënten in begeleiding mogelijk niet passend is en die professionals niet zonder uitgebreide scholing kunnen toepassen;
- de andere componenten van de hier beschreven aanpak van sociaal-psychiatrische begeleiding compenseren naar ons idee de niet-gebruikte onderdelen van cognitieve gedragstherapie.

Een bijkomstig voordeel is dat gedragsanalyse redelijk gemakkelijk te leren is, vanwege haar gestructureerde karakter.

Basisconcept

Het idee van gedragsanalyse is dat het uiteenrafelen van situaties die hebben geleid tot bepaald (ineffectief) gedrag, helpt om dat gedrag beter te begrijpen en mogelijk te veranderen. Volgens CGT-principes wordt ervan uitgegaan dat gedrag wordt voorafgegaan door bepaalde gevoelens en bepaalde gedachten, waarbij gevoelens sterk bepaald worden door gedachten. Een gebeurtenis (bijvoorbeeld een vriend die een afspraak afzegt) wordt door iemand op een bepaalde manier geïnterpreteerd via cognities (bijvoorbeeld hij zegt af omdat hij mij niet meer moet), en gevolgd door een bepaald gevoel (bijvoorbeeld ik voel me waardeloos want vrienden moeten me niet meer), resulterend in bepaald gedrag (bijvoorbeeld veel drinken omdat dit tijdelijk prettiger voelt dan verdriet of eenzaamheid).

Het is duidelijk dat gedragsanalyse een behoorlijk congruente vorm van hulpverlening is. Wie hiermee aan de slag kan, heeft meestal een groot deel van zijn of haar ambivalentie achter zich gelaten en is bereid en in staat te veranderen. Vandaar dat gedragsanalyse pas in fase 3 plaatsvindt.

Praktische uitwerking

Met behulp van een formulier is het vrij gemakkelijk om situaties te analyseren. Dit goed doen is echter nog niet zo eenvoudig. Lang en precies doorvragen vraagt veel van de aandacht van de professional en gaat de patiënt niet altijd makkelijk af. Het is verleidelijk om een gedragsanalyse snel af te sluiten als voldoende uitgebreid, terwijl vaak andere gedachten en gevoelens nog een belangrijke rol spelen. Ook gedragsanalyse moet worden geoefend, getraind en bijgehouden.

> In scène 8 op de bijgevoegde dvd wordt een uitgebreide gedragsanalyse gemaakt door patiënt en professional. Voor een formulier zie bijlage 5.

7.5 Gespreksmethode 5: 'clinical casemanagement'

Achtergrond

'Clinical casemanagement' (CCM) is van oudsher een praktische begeleidingsvorm ten behoeve van mensen met ernstige psychiatrische problematiek. In tegenstelling tot veel andere modellen voor casemanagement gaat CCM uit van een kleine tot middelgrote en individuele caseload, waarin veel ondersteuning wordt geboden aan de cliënt en niet alleen maar zorg wordt georganiseerd (het 'makelaarsmodel' met een grotere caseload). Geruime tijd was CCM erg populair, maar deze vorm van begeleiding is intussen ingehaald door 'assertive community treatment' (ACT). Dit is een teamgeoriënteerde praktische begeleidingsvorm voor de meest ernstige (zorgmijdende) cliënten. Hoewel ACT duidelijke voordelen heeft, is het ook een intensief en kostbaar organisatiemodel dat in veel situaties niet haalbaar is. Daarbij komt dat het oorspronkelijk bedoeld was voor mensen met psychotische problematiek, en dat mensen met niet-psychotische problematiek niet altijd even goed reageren op de intensieve ACT-zorg, bijvoorbeeld door zich soms claimend of afhankelijk op te stellen (Tielens & Verster, 2010).

Basisconcept

Het idee van CCM is dat de hulpverlener of casemanager de cliënt actief helpt om zijn of haar leven op orde te krijgen. Vaak betekent dit dat er op gebieden als werk, wonen, inkomen, relaties, enzovoort, een coachende en soms zorgende rol is weggelegd voor de professional. Als er veel praktische zorgbehoeften zijn, is CCM de aangewezen methode en de rol van casemanager de aangewezen rol voor de professional. Binnen CCM is er een glijdende schaal van meer naar minder activiteit en verantwoordelijkheid van de professional. Het klassieke adagium 'verplegen met de handen op de rug' geldt hier ook, maar als het nodig is vult de hulpverlener bijvoorbeeld samen met de cliënt een formulier in, gaat mee naar de woningbouwvereniging of voert een bemiddelingsgesprek met een schuldhulpverlener.

Praktische uitwerking

In de functie die casemanagement heeft in ons model van sociaal-psychiatrische begeleiding gaat het vooral om interventies in de sociale omgeving van de cliënt. De professional moet goed op de hoogte zijn van de regionale sociale kaart en beschikken over goede contacten met andere instanties. Patiënt en professional zullen samen moeten overleggen wie wat doet, waarbij de zelfredzaamheid van de patiënt uitgangspunt is, doch niet tegen elke prijs. Bij mensen met ernstiger problematiek, acutere problemen, een beperkter sociaal netwerk, enzovoort, zal de professional meer moeten doen voor de patiënt en minder kunnen doen met de patiënt (Kanter, 1989). Hier ligt de nadruk op de functies dienstverlening, belangenbehartiging en bemiddeling (Hopman, 2011; o.a. Tielemans & De Jong, 2007).

Meneer Benali

Patiënt en hulpverlener bevinden zich in de werkfase en gaan aan de slag met het volgende werkdoel van de cliënt: 'Over zes maanden heb ik vrijwilligerswerk voor minimaal drie dagdelen in de week en houd dit vol, zonder steeds weg te blijven of terug te vallen.' In de vorige bijeenkomst hebben patiënt en hulpverlener afgesproken dat meneer Benali langs zal gaan bij de plaatselijke vrijwilligerscentrale.

H: 'Je hebt je bezoek aan de vrijwilligerscentrale op de agenda gezet?'
P: 'Ja, daar ben ik geweest.'
H: 'En?'
P: 'Ik vond het niks. Er wordt van alles van je verwacht en je moet zo snel mogelijk beginnen.'
H: 'Waarmee moet je zo snel mogelijk beginnen?'
P: 'Met werk natuurlijk. Ik heb me laten ompraten om bij een kringloopwinkel kennis te gaan maken. Nou, dat zie ik dus absoluut niet zitten.'
H: 'Maar je hebt wel toegezegd?'
P: 'Ja, helaas wel. Ze zaten allemaal druk te ouwehoeren tegen me en ze zagen het helemaal zitten.'
H: 'Wat zagen ze helemaal zitten?'
P: 'Ze zagen mij wel in die winkel staan of zoiets. Ze zeiden dat ik daar precies zou passen.'
H (lachend): 'Tussen de tweedehandsspullen?'
P(nors): 'Ik denk het, ja.'
H: 'Oké. En wat nu?'
P: 'Ik zou het niet weten. Ik zie het absoluut niet zitten, hoor.'

Commentaar 1
Deze cliënt blijkt in staat om zelf een eerste verkenning te doen bij de vrijwilligerscentrale en heeft daar ook nog iets gevonden. De hulpverlener schat echter toch in dat er verder niet veel meer gaat gebeuren, als ze geen concrete hulp biedt. Ze stelt daarom voor om mee te gaan, waarmee cliënt instemt.

Commentaar 2
Er zijn natuurlijk tal van varianten mogelijk, waarvan er hier enkele genoemd worden:
– een cliënt heeft hulp nodig om naar de vrijwilligerscentrale te gaan;
– een cliënt heeft een zeer slechte financiële situatie door oplopende schulden, die eerst aandacht nodig heeft;
– een cliënt weet totaal niet wat hij wil wat betreft dagbesteding en werk, is bang om dat buiten de ggz te doen en wordt aangemeld bij een bemiddelaar op het gebied van dagbesteding of arbeid.

Aanbevolen literatuur

Tielemans & De Jong (2007). *Richtlijn voor casemanagers in de verslavingszorg.* Uitgebreide en praktische handleiding voor de uitvoering van casemanagement in de verslavingszorg, die echter ook direct toepasbaar is in de ggz.

Linehan (1996). *Borderline persoonlijkheidsstoornis*. Dit boek bevat uitleg over het uitvoeren van gedragsanalyse en formulieren die daarbij gebruikt kunnen worden.

Delfgaauw (2005). *Rehabilitatie bij depressie*. Handzaam boek dat een geprotocolleerde begeleiding beschrijft bij chronische depressie. Daarin wordt onder meer een gedragsanalyse gebruikt die deels is gebaseerd op McCullough (2000).

8 Voortzetten, verwijzen en afsluiten

De flexibiliteit van sociaal-psychiatrische begeleiding en de moeite die het vaak kost om duidelijke doelen te formuleren en te monitoren, kunnen leiden tot zeer langdurige begeleidingscontacten. In dit hoofdstuk worden overwegingen gemaakt over wanneer stoppen mogelijk beter is dan doorgaan en op welke manier. In een aantal situaties is het beter om laagfrequent door te gaan met sociaal-psychiatrische begeleiding, in andere is het beter om te stoppen. Op een aantal manieren kan de professional ervoor zorgen dat langdurige begeleiding niet verwordt tot een eindeloze en vanzelfsprekende hulpvorm. Vroegtijdig nadenken en bespreken van het vervolg is belangrijk, net als blijven communiceren over de vorm en inhoud van de begeleiding. Het maken van afspraken en stellen van duidelijke doelen helpt ook, en als laatste moeten patiënt en professional hun onderlinge werkrelatie steeds in de gaten houden. Tot slot kan een aantal alternatieve vormen van contact helpen om het afsluiten van sociaal-psychiatrische begeleiding te vergemakkelijken.

8.1 Inleiding

De al eerder genoemde flexibiliteit van sociaal-psychiatrische begeleiding maakt het buitengewoon lastig voor de professional om duidelijk aan te geven wanneer het 'klaar' is, wanneer de begeleiding eindigt. Een complicerende factor daarbij is dat sociaal-psychiatrische begeleiding vaak het eindstation is of lijkt voor patiënten, en het dus erg moeilijk is om hen naar elders te verwijzen. In dit hoofdstuk gaan we in op de specifieke uitdagingen in sociaal-psychiatrische begeleiding rond dit thema.

8.2 Het beloop van sociaal-psychiatrische begeleiding

In ieder begeleidingscontact moet regelmatig de vraag aan de orde komen of en hoe het verder moet gaan. Hoewel cliënten dit soms zelf zullen doen - in sommige gevallen doen zij dit zelfs constant - is het de primaire verantwoordelijkheid van de professional om de voortgang te bewaken. Eerder beschreven we al een aantal belangrijke instrumenten waarmee we het proces en de voortgang kunnen volgen en bespreken (zie hoofdstuk 5).

Kijken we naar de drie fasen (contact, doelen en interventie) dan kan de vraag 'hoe staan we ervoor' in iedere fase aan de orde komen. In ideale situaties zijn patiënt en professional in fase 3 beland, zijn ze het eens over het succes van de begeleiding en besluiten ze samen om het contact te beëindigen. Lang niet altijd gaat dat echter zo soepel; in het verlengde van het vaak gesignaleerde gebrek aan overeenstemming tussen patiënt en professional over zorgbehoeften, ligt vaak een gebrek aan overeenstemming over het beëindigen van de begeleiding. Er is echter wel een aantal strategieën beschikbaar om al te langdurige contacten te vermijden en tot een goede afsluiting te komen.

8.3 Afsluiten van langdurige behandeling: inhoudelijke afwegingen

In de praktijk is het afsluiten van een langdurige begeleiding vaak geen populair thema onder professionals. Bij velen overheerst het gevoel dat patiënten niet zonder hen kunnen of dat afsluiten vooral bedoeld is om geld te besparen. Afsluiten of geen zorg bieden in het algemeen is daarmee al snel 'fout', want zorg bieden, begeleiden of behandelen is ten slotte altijd beter dan niets doen. In dit boek stellen we vragen bij bovengenoemde aannamen, niet vanuit politieke of financiële motieven maar vanuit de constatering dat (meer) zorg niet altijd beter is. Naast sociologische kritiek op een samenleving waarin psychologische hulp zeer centraal staat (o.a. Furedi, 2003; Sommers & Satel, 2005), is er ook kritiek op basis van negatieve uitkomsten (o.a. Kaasenbrood e.a., 2004).

De aanname dat behandeling altijd beter is dan geen behandeling, leidt er vaak toe dat geen inhoudelijke discussie plaatsvindt over de noodzaak van psychiatrische zorg. Aangezien instrumenten of methoden ontbreken om objectief vast te stellen of zorg nog noodzakelijk is, hangt het oordeel daarover vaak af van de individuele hulpverlener, de lokale afspraken in een instelling en de interactie tussen patiënt en professional. Als de professional wil stoppen maar de patiënt niet, is het in de praktijk vaak zo dat de begeleiding langer duurt dan wanneer beiden wel willen afronden. Maar hoe nu op een wat minder subjectieve en mogelijk willekeurige wijze tot een inschatting te komen over het stoppen of doorgaan met begeleiding? Hierna geven we daarvoor enkele richtlijnen.

8.4 Inschatten van de noodzaak van voortgezette begeleiding

Er zijn verschillende situaties waarin de noodzaak van het voortzetten van begeleiding aan de orde is. We noemen hier enkele belangrijke.

- *De doelstellingen zijn behaald.* Als de vooraf gestelde doelen behaald zijn, is er geen reden meer om de begeleiding voort te zetten. Dit kan een min of meer pijnlijk afscheid betekenen, maar doorgaans is het goed mogelijk af te sluiten.
- *De begeleiding is niet effectief.* Dat wat professional en patiënt samen doen om doelen te bereiken, leidt niet tot resultaat. Is de aanpak kritisch beoordeeld door professional, patiënt en collega's in het multidisciplinaire team en is er geen alternatieve aanpak voorhanden, dan kan worden afgesloten. De professional bewijst de patiënt een dienst om mee te denken over een alternatief, maar is niet verplicht om dit te bieden (of te zorgen voor overbrugging tot een alternatief beschikbaar is).
- *De begeleiding leidt tot verslechtering.* Dit is in feite dezelfde situatie als de voorgaande, doch met meer urgentie omdat de uitkomst negatiever is. Ook hier moeten alternatieven worden afgewogen voordat een eventuele afsluiting in beeld komt, doch met meer haast dan in de eerste situatie.
- *De werkrelatie van patiënt en professional is niet constructief.* Patiënt en professional zijn beland in een negatieve, soms zelfs destructieve, werkrelatie die voor beiden een slechte uitkomst heeft. Het is in dit geval echter niet duidelijk aan wie of wat dat ligt, dus eerst moet geprobeerd worden de relatie vlot te trekken. Lukt dit niet, dan ligt het voor de hand dat een andere professional bekijkt of hij een effectievere werkrelatie met de cliënt kan creëren. Pas als dat niet lukt, komt afsluiting in beeld.
- *Patiënt komt niet of onregelmatig op afspraken.* Patiënten die niet komen en niets van zich laten horen lopen op veel plekken in de ggz het risico om uitgeschreven te worden. Deze praktijk is gebaseerd op de aanname dat patiënten bewust kiezen om weg te blijven, wat echter niet altijd zo is. Onze benadering is om patiënten in sociaal-psychiatrische begeleiding altijd eerst actief te benaderen (d.w.z. te bellen of, als dat niet lukt, te e-mailen of een brief te sturen met daarin de vraag wat de plannen van de patiënt zijn). Als hierop geen respons komt of als de patiënt laat weten geen gebruik van begeleiding meer te willen maken, is het in sommige gevallen raadzaam om bij mensen uit patiënts sociale netwerk (zoals familie en huisarts) na te gaan of afsluiten inderdaad verstandig is. Niets van zich laten horen kan namelijk niet alleen een signaal zijn dat hulp niet nodig is, maar ook dat hulp juist wel nodig is.
- *Patiënt geeft zelf te kennen voortijdig te willen stoppen.* Wanneer een patiënt zelf voortijdig aangeeft te willen stoppen maar de problemen niet zijn opgelost, is het belangrijk goed door te vragen naar de redenen om te stoppen. Soms speelt de werkrelatie met of de aanpak van de professional een rol, of zijn er sociale omstandigheden die maken dat de cliënt niet meer kan of wil komen.

De lastigste situaties ontstaan wanneer de professional twijfelt over de capaciteiten van de patiënt om zich zonder hulp te handhaven. Bij niet-psychotische chronische patiënten is deze vraag vaak van een andere orde dan bij psychotische patiënten die langdurig in zorg zijn. Bij de laatste groep is het vaak duidelijker dat iemand het niet zal redden zonder enige vorm van begeleiding. We denken dat dit dilemma meestal goed met patiënten te bespreken is en dat afspraken aangepast kunnen worden aan de situatie (zie paragraaf 8.5). Verwijzen naar een andere vorm van psychiatrische hulp is een reële optie bij afsluiting van de begeleiding. Verwijzing naar laagfrequente begeleiding in de eerste lijn is gepast wanneer iemand langduriger van zorg afhankelijk lijkt. Verwijzing naar behandeling (psychotherapie) in de tweede lijn kan plaatsvinden wanneer een patiënt daarvan lijkt te kunnen profiteren, terwijl dit bijvoorbeeld nog niet zo was bij het begin van de begeleiding.

8.5 Strategieën om het beëindigen van begeleiding te vergemakkelijken

Denk vroegtijdig na over afsluiting en vervolg

Het is sterk aan te raden dat de professional, en zo mogelijk ook de patiënt, al bij het begin van de begeleiding nadenkt over het vervolg. Dit is minder vreemd dan het lijkt: patiënten in sociaal-psychiatrische begeleiding hebben vaak een (lange) behandelvoorgeschiedenis en de kans dat er na deze begeleiding nooit meer iets zal volgen is vrij klein. Nadenken over het vervolg doet dus recht aan de historie en aan de mogelijk noodzakelijke continuïteit in de toekomst.

In sommige gevallen is het niet handig het einde of vervolg expliciet met de patiënt te bespreken. Voor sommigen voelt dit als een soort motie van wantrouwen of een afwijzing. In zulke situaties is het verstandig om de eindigheid van de begeleiding en de noodzaak stil te staan bij het vervolg wel te noemen maar niet tot in detail uit te werken. Wanneer dit toch mogelijk lijkt, kan de professional de patiënt vragen wat hij denkt te doen wanneer de begeleiding is beëindigd: naar de huisarts, een andere vorm van hulp of juist geen hulp meer? Hierdoor krijgt de professional ook een beeld van het perspectief dat de patiënt heeft over de begeleiding en de toekomst.

Los van de wijze waarop hierover met de patiënt wordt gesproken in de begeleiding, moet de professional zelf nadenken over het vervolg buiten de begeleiding. Door huisartsen wordt een telefoontje over de voortgang en het vervolg van sociaal-psychiatrische begeleiding vaak erg op prijs gesteld, want doorgaans horen zij weinig van de ggz. Tijdens zo'n gesprek kan de professional ook een beeld krijgen van de mogelijkheid en bereidheid van de huisarts om de begeleiding in de eerste lijn voort te zetten, als die in de tweede lijn beëindigd is.

Gebruik metacommunicatie

In dit boek zijn veel activiteiten van de professional erop gericht om de metacommunicatie (ofwel de communicatie over het contact zelf) tussen patiënt en professional te faciliteren en bevorderen. De hulpverlener moet zich te allen tijde vrij voelen om de aard van het contact te bespreken en dit ook werkelijk doen. Niet elke cliënt is dit gewend en soms levert het spanning op, toch is het vaak de enige manier om de vanzelfsprekendheid van het langdurige contact ter discussie te stellen. Ook al verandert er niet veel, het kunnen en mogen bespreken van het contact op zichzelf is belangrijk. Daarmee toetsen zowel cliënt als hulpverlener de bestaande relatie aan de realiteit.

Evaluatiemomenten - zoals opgenomen in het begeleidingsplan - zijn hiervoor uitermate geschikt, maar er zijn ook andere mogelijkheden, zoals het gebruik van de SRS en het terugblikken op een gesprek (zie hoofdstuk 5 en bijlage 3). De hulpverlener die geen mandaat voelt om de werkrelatie te bespreken zit waarschijnlijk gevangen in een gewoontecontact waarin verandering uit den boze is. Om beide betrokkenen verder te helpen, moet dit worden doorbroken.

Maak afspraken met elkaar

Een belangrijk middel om langdurige begeleidingscontacten te vermijden is al eerder genoemd en zelfs tot een afzonderlijke fase gemaakt (zie hoofdstuk 5). In fase 1 van sociaal-psychiatrische begeleiding gaat het over de verwachtingen die patiënt en professional van elkaar hebben, wat haalbaar is binnen het kader van de problematiek van de patiënt, de mogelijkheden van de professional en het aanbod van de organisatie. Belangrijk daarin is in ieder geval het expliciet bespreken van de duur en de frequentie van de begeleiding. Zonder zulke afspraken zijn de te formuleren doelstellingen vrijblijvend en weet de cliënt niet hoe lang en hoe vaak hij op hulp mag rekenen. De duur kan worden vastgelegd in een aantal afspraken of in tijd.

Minstens zo belangrijk zijn afspraken over de frequentie van de contacten: een hoge frequentie suggereert grote problemen of juist grote mogelijkheden. De impliciete boodschap van de hulpverlener aan de cliënt bij een hoge frequentie is: 'Ik wil je vaak spreken, want het gaat heel slecht met je', of: 'Ik wil je in korte tijd vaak zien, want we gaan hard aan de slag om dingen te veranderen.' Beide boodschappen passen niet goed bij een langdurig begeleidingscontact, tenzij er een acute crisis is. Het leereffect van deze impliciete boodschappen kan zijn dat er meer gesprekken komen wanneer de hulpverlener de indruk heeft dat het slecht gaat of juist kansen op grote verbeteringen ziet. Belangrijk aandachtspunt is hier ook de (tijdelijke) verhoging van de frequentie als de cliënt daarom vraagt omdat het slecht gaat. Hierin worden beide vorige aspecten gecombineerd: frequentieverhoging leert de cliënt dat hij/zij het niet alleen kan, dat zeggen dat het slecht gaat leidt tot meer gesprekken en dat gesprekken met de hulpverlener er blijkbaar voor kunnen zorgen dat het beter zal gaan (voor een uitgebreide bespreking van dit thema zie hoofdstuk 5).

Formuleer doelen en houd elkaar eraan

Doelen geven richting aan de begeleiding, ook als er geen verandering wordt nagestreefd. Het 'voorkomen van heropname gedurende een jaar' mag dan een laag doel lijken, in een langdurig begeleidingscontact kan het wel degelijk zeer betekenisvol zijn. Los van de exacte inhoud dienen doelen om duidelijk voor ogen te blijven houden waarom het contact plaatsvindt. Als er goede doelen geformuleerd zijn, patiënt en professional in goede harmonie aan de slag zijn en de patiënt successen boekt met de doelen, is het verleidelijk om de lat steeds iets hoger te leggen. Een doel (bijvoorbeeld: 'Over een jaar wil ik actief zijn in vrijwilligerswerk voor minimaal acht uur per week') kan al na twee maanden ruimschoots bereikt zijn. Dat is een mooi succes, dat uitgebreid moet worden gevierd. Niet door het doel aan te passen (minimaal twintig uur per week of betaald werk) maar door het slagen te benoemen en het doel weg te strepen van de lijst met eventuele andere doelen. Dit echter is in de praktijk moeilijk, uit veel dossiers blijkt dat doelen gaandeweg worden bijgesteld en dan regelmatig niet haalbaar blijken. Ook als het nieuwe doel wel haalbaar is, dreigt - door voortdurende tussentijdse bijstelling - geen enkel doel ooit gehaald te worden.

Dus: de professional is er verantwoordelijk voor dat opgestelde doelen niet vanzelfsprekend worden veranderd in steeds hogere doelen. Het blijkt bovendien dat mensen die eenmaal de ervaring hebben gehad dat veranderen mogelijk is, goed in staat zijn dit op eigen kracht voortaan vaker te doen.

Bewaak afstand en nabijheid zorgvuldig

De mate van afstand en nabijheid is een belangrijk en lastig punt in langdurige contacten. Een toename van nabijheid, bijvoorbeeld in de vorm van persoonlijke onthullingen, is haast logisch en onontkoombaar. De kwaliteit van het contact kan hiermee zelfs gediend zijn; het contact kan soepeler worden. Tegelijk ligt een gebrek aan professionele afstand op de loer, want middels verhalen over het eigen leven kan de indruk versterkt worden dat de hulpverlener een 'maatje' is. Ook kan het moeilijker worden om op andere momenten pijnlijke dingen te zeggen. Het risico van te veel afstand is een gebrek aan werkelijk contact over wat er speelt bij een cliënt; het risico van te veel nabijheid is een te weinig professionele en activerende houding van de hulpverlener.

Enkele al eerder genoemde middelen, zoals het terugkijken op het contact en het invullen van de SRS, zorgen voor een zorgvuldige monitoring van de werkrelatie. Het is echter goed mogelijk dat een patiënt zich erg prettig voelt bij het contact en de nabijheid van de professional. Naast lage of dalende scores op de SRS, moet de professional dus ook alert zijn op zeer hoge of steeds stijgende SRS-scores.

8.6 Specifieke suggesties bij het afsluiten van een contact

Daadwerkelijk afsluiten is zowel voor de patiënt als de professional vaak een lastige kwestie. Meer dan eens besluit de cliënt zelf niet meer te komen om een afscheid te vermijden. Niet iedere hulpverlener zoekt dan weer actief contact om echt af te sluiten. Anderzijds kan het erg moeilijk zijn om de cliënt in te lichten over het naderende einde van de begeleiding. Het lijkt vooral belangrijk om de tijd te nemen voor de afronding. Het extensiveren van het contact naar een lage frequentie (bijvoorbeeld drie gesprekken in een half jaar) geeft cliënt en hulpverlener tijd om te wennen aan de situatie na het stoppen.

Stoppen is niet bij iedere cliënt haalbaar en wenselijk: sommigen kunnen door een gesprek om de paar maanden prima op de been blijven, terwijl het zonder niet lukt. Ook hierover kunnen vaak goede afspraken gemaakt worden met de cliënt. Creatieve oplossingen die de autonomie van de cliënt vergroten zijn voorhanden, zoals lotgenotencontact in een groep met een enkele hulpverlener, een 'strippenkaart' waarmee de cliënt bepaalt wanneer hij een gesprek wil (aan een maximum gebonden) of een 'virtuele' hulpverlener door middel van een dagboek. Meer aardige suggesties zijn te vinden in Hoogduin e.a. (1997).

Mevrouw Carelse

Mevrouw Carelse is onder wat vreemde omstandigheden aangemeld bij de ambulante afdeling. Ze heeft al langer psychiatrische hulp gehad bij een andere instelling (maar daarvan is geen verslag voorhanden) en nu is ze verwezen door de huisarts met de vraag om hulp bij de financiële administratie. In de eerste gesprekken lukt het de hulpverlener niet om de vinger achter het probleem te krijgen. Hoewel mevrouw Carelse een wat zonderlinge indruk maakt, is niet direct duidelijk wat haar psychiatrische stoornis is. Ook haar vraag om hulp is verwarrend: er moet iets gebeuren met de financiën, maar of dat nu gedaan moet worden door haarzelf, iemand anders of eventueel de hulpverlener, blijft onduidelijk.

Na wat omtrekkende bewegingen gaat de hulpverlener op huisbezoek. Het huis is redelijk netjes; her en der liggen ordners met papieren die vrij aardig op orde lijken, hetgeen ook wordt beaamd door cliënte. Een kennis blijkt haar te helpen met de administratie. Mevrouw Carelse maakt vooral dankbaar gebruik van de gelegenheid om haar hart te luchten, steeds met de mededeling dat ze de rekeningen betaalt en daarbij geen hulp nodig heeft.

De hulpverlener probeert met mevrouw Carelse te bespreken waarover hun contact moet gaan en wat zij van de hulpverlener verwacht. Dit meermaals gevoerde gesprek verloopt echter zeer warrig, waarbij het lijkt of cliënte steeds niet zegt wat ze wil. Voor de hulpverlener blijft het echter onduidelijk wat cliënte wil, wat hij zelf wel en niet moet doen en wat voorgaande contacten hebben opgeleverd. Na een laatste poging, waarin hij zich ervan verzekerd heeft dat er geen nijpende schulden zijn of dreigen, beëindigt hij de begeleiding. Cliënte lijkt hierdoor volledig verrast en dient kort erna een klacht in bij de teamleider van de hulpverlener.

Mevrouw Van Dijk

Mevrouw Van Dijk, rond de vijftig, kampt al lang met somberheidsklachten en heeft een lange voorgeschiedenis van intermitterende begeleidingscontacten in de ggz. Ze is een wat angstige vrouw die in haar sociale netwerk weinig oor vindt voor haar psychische problemen. Ze heeft een soort gave waardoor kinderen met uiteenlopende en soms ernstige problemen zich erg bij haar op hun gemak voelen en vaak sterk vooruitgaan. Mevrouw Van Dijk is nogal gehecht aan het contact met de hulpverlener en om die reden is de contactfrequentie in wederzijds overleg heel langzaam afgebouwd. Van eenmaal per maand, naar eenmaal per twee maanden, naar drie en zes maanden, over de periode van twee jaar. Tussentijds zijn er natuurlijk dingen gebeurd die haar uit evenwicht brachten, maar wonderlijk genoeg heeft ze nauwelijks aanspraak gemaakt op meer hulp en ook het afbouwen en uiteindelijk stoppen met de begeleiding niet ter discussie gesteld.

Aanbevolen literatuur

Van Dijck & Hoogduin (2010). *Het voorkomen van uitzichtloze therapeutische relaties.* Een al oud maar nog steeds actueel hoofdstuk in *Directieve therapie* van Van der Velden e.a. (red.).

Hoogduin (1997). *Het 'outtake'-team: strategieën ter voorkoming van langdurige behandelingen.* Hoofdstuk in *Richtlijnen bij kortdurende ambulante behandeling in de geestelijke gezondheidszorg* van Methorst e.a. (red.); vlot geschreven en met aardige tips.

Deel III Achtergronden en onderbouwing

9 Theoretische en empirische onderbouwing van sociaal-psychiatrische begeleiding

Idealiter zijn behandelvormen in de gezondheidszorg onderbouwd door middel van theoretisch en empirisch onderzoek. Sociaal-psychiatrische begeleiding in het algemeen kan nog niet bogen op veel onderzoek, al verandert daar wel wat in. In dit hoofdstuk wordt een aantal relevante theorieën en empirische studies aangehaald die het in dit boek geschetste model van sociaal-psychiatrische begeleiding van een stevig fundament voorzien. Het transtheoretisch model, fasen van verandering, is belangrijk voor sociaal-psychiatrische begeleiding. Ook de algemene therapiefactoren en de behoeftenhiërarchie van Maslow zijn dat. Op mesoniveau geeft onderzoek naar ziektegedrag inzicht in het hulpzoekgedrag van patiënten voor, tijdens en na sociaal-psychiatrische begeleiding. Daarna komt het meer tastbare effectonderzoek naar een aantal in dit boek beschreven methoden, technieken en instrumenten aan bod. Daaruit blijkt dat er, naast een behoorlijke mate van empirisch bewijs voor de effectiviteit van deze methoden, ook een sterke inhoudelijke samenhang is. Ten slotte wordt aandacht besteed aan het onderzoek naar organisatiemodellen van sociaal-psychiatrische begeleiding, dat nog weinig definitief is.

9.1 Inleiding

Bij voorkeur zijn interventies, programma's of hulpvormen die in de gezondheidszorg gebruikt worden, voorzien van een stevig wetenschappelijk fundament. Een fundament kan bestaan uit theorie (een abstracte gedachtegang over hoe een onderdeel van de wereld in elkaar zit), empirie (concreet 'bewijs', gebaseerd op observaties in de werkelijkheid) of beide. Sociaal-psychiatrische begeleiding kan nog niet bogen op veel theorieën over de aard of werkzaamheid, noch op uitgebreid empirisch onderzoek naar de effectiviteit. Wel is dit onderzoeksgebied in ontwikkeling en zijn er de laatste jaren verschillende beschrijvende, verklarende en toetsende onderzoeken gedaan. Een aantal van deze studies is zeer relevant voor de onderbouwing van sociaal-psychiatrische begeleiding en daarom bekijken we ze hier nader.

9.2 Empirische studies naar sociaal-psychiatrische begeleiding

Vanwege de moeilijke vertaalbaarheid van het begrip sociaal-psychiatrische begeleiding is het lastig zoeken in de internationale literatuur. In het Engels worden termen als 'counseling', 'treatment' en 'casemanagement' alle gebruikt om sociaal-psychiatrische begeleiding aan te duiden, maar soms ook voor heel andere zaken. Het zoeken op begeleiding door sociaal-psychiatrisch verpleegkundigen ('community psychiatric nursing' of 'community mental health nursing') levert het meest passende materiaal op. Studies naar de brede niet-psychotische groep van patiënten bestaan er echter niet; althans geen studies naar de effectiviteit, wel een enkele naar het proces (Devilly & Gournay, 1995).

In een literatuurstudie naar sociaal-psychiatrische begeleiding voor een subgroep - mensen met ernstige persoonlijkheidsstoornissen - vonden we steeds een lagere effectiviteit van sociaal-psychiatrische begeleiding ten opzichte van een nieuw ontwikkelde psychotherapie (Koekkoek e.a., 2010). Daarbij moet direct worden opgemerkt dat sociaal-psychiatrische begeleiding steeds de zogenaamde 'care as usual' was: de gebruikelijke zorg waaraan noch in praktisch, noch in wetenschappelijk opzicht veel aandacht werd besteed in de studies. Anderzijds laat een oudere studie zien dat bij lagere kosten en meer patiënttevredenheid hetzelfde zorggebruik en dezelfde uitkomsten op patiëntniveau werden gerealiseerd (Paykel e.a., 1982; Mangen e.a., 1983). Studies waarin sociaal-psychiatrisch verpleegkundigen begeleiding van patiënten met angst en depressie boden in de eerste lijn, laten geen grotere effectiviteit zien dan die van de huisarts (Wooff e.a., 1986; Gournay & Brooking, 1994, 1995; Kendrick e.a., 2006). Intensieve tweedelijnszorg door sociaal-psychiatrisch verpleegkundigen leverde, vergeleken met de standaard sociaal-psychiatrische begeleiding, veel extra's op (Muijen e.a., 1994).

In een recente studie werd de individuele rehabilitatiebenadering (IRB; Swildens e.a., 2007) vergeleken met sociaal-psychiatrische begeleiding. IRB deed het iets maar niet veel beter en bovendien was sociaal-psychiatrische begeleiding opnieuw de controleconditie. Al met al is noch de omvang van het onderzoek naar sociaal-psychiatrische begeleiding, noch de effectiviteit ervan indrukwekkend te noemen.

9.3 Effectiviteit van de hier beschreven vorm van sociaal-psychiatrische begeleiding

De in dit boek beschreven vorm van sociaal-psychiatrische begeleiding is gebaseerd op de ontwikkeling van interpersoonlijke sociaal-psychiatrische begeleiding (ISPB) door Koekkoek (2011b). Interpersoonlijke sociaal-psychiatrische begeleiding werd in een gecontroleerde pilotstudy onderzocht: twintig patiënten werden begeleid met behulp van interpersoonlijke sociaal-psychiatrische begeleiding, zestien kregen standaardbegeleiding (de genoemde 'care as usual'). De groep met interpersoonlijke sociaal-psychiatrische begeleiding deed het beter dan de controlegroep op een aantal punten: van deze patiënten nam het sociale netwerk wat toe, ze hadden minder SPV-contacten en ze werden door professionals als minder 'moeilijk' ervaren. Hoewel bemoedigend, werden deze resultaten bereikt met een kleine groep patiënten en over een relatief korte periode (zes maanden). Nader onderzoek zal moeten uitwijzen of deze uitkomsten ook in andere groepen worden gevonden.

9.4 Onderbouwing (macroniveau)

Het transtheoretisch model van Prochaska en DiClemente

Een theorie die de laatste decennia bijzonder veel opgang heeft gemaakt is het transtheoretisch model, ook wel bekend als 'stages of change' (Prochaska, 1999). De grote waarde van dit model voor de praktijk van sociaal-psychiatrische begeleiding is dat het een verklaring biedt voor de vraag waarom mensen niet 'zomaar' veranderen. Zoals gezegd, hebben mensen die sociaal-psychiatrische begeleiding ontvangen vaak iets extra's nodig. Meestal zijn ze ook ambivalent over veranderen, wat in het transtheoretisch model wordt verklaard door verschillende stadia van verandering te onderscheiden. Iemand is vaak niet enorm gemotiveerd of juist totaal ongemotiveerd, maar meestal iets er tussenin.

Sociaal-psychiatrische begeleiding is lange tijd een hulpvorm geweest die overbleef voor mensen die niet voldoende sterk of 'gemotiveerd' waren voor psychotherapie. Behalve dat dit een nogal negatief indicatiecriterium is, resulteerde het ook lang in de aanname dat mensen in sociaal-psychiatrische begeleiding weinig veranderingsmogelijkheden hebben. In psychotherapie, door de selectie 'aan de poort', deed het probleem van gebrekkige motivatie zich minder voor. Het transtheoretisch model heeft ertoe geleid dat motivatie tegenwoordig wordt gezien als een minder zwart-wit en meer dynamisch concept.

Algemene therapiefactoren

De theorie over algemene therapiefactoren, zowel empirisch (o.a. Lambert, 2004) als theoretisch (Frank, 1991) uitgebreid ondersteund, kwam in dit boek al eerder aan bod. In feite verschaft deze theorie bestaansrecht aan sociaal-psychiatrische begeleiding, die zich vaak sterk richt op algemene therapiefactoren maar niet beschikt over specifieke therapiefactoren. De aanname dat een contact op zichzelf al helpend kan zijn, is voor veel professionals een vrijbrief geworden om te zeggen dat het toch niet veel uitmaakt wat ze doen, omdat alles toch wel werkt en er aan de eindstreep geen verschillen worden gevonden.

Deze aanname is echter niet correct. Ten eerste blijkt uit vergelijkend onderzoek dat de gebruikelijke zorg - zoals sociaal-psychiatrische begeleiding in onderzoekstudies veelal wordt genoemd - het vaak een stuk slechter doet dan de geprotocolleerde psychotherapie waarmee ze wordt vergeleken. Als twee psychotherapieën naast elkaar worden gelegd zijn de verschillen vaak veel minder groot, hetgeen bevestigt wat Frank en Frank (1991) hierover heeft getheoretiseerd. Het maakt weliswaar niet zoveel uit wat je doet, maar je moet wel íets doen; bijvoorbeeld een geloofwaardige verklaring voor de problemen hebben en een duidelijke interventie bieden om die te verhelpen. Sociaal-psychiatrische begeleiding investeert weliswaar veel in de algemene therapiefactoren, maar mist vaak een specifiek deel: juist die theorie en die interventie.

Dit houdt dus in dat, wil sociaal-psychiatrische begeleiding effectiever worden, ze voorzien moet worden van een verklarend model en een duidelijke set aan interventies. Bovendien moet de professional achter deze elementen staan en ze niet halfbakken uitvoeren omdat het nu eenmaal moet. Hoewel we in dit boek daartoe een aanzet doen, is verdere inhoudelijke ontwikkeling van sociaal-psychiatrische begeleiding noodzakelijk.

De behoeftenhiërarchie van Maslow

De eerder genoemde behoeftenpiramide van Maslow verschaft sociaal-psychiatrische begeleiding niet zozeer een verklarende theorie maar geeft wel richting aan de praktijk, op basis van een beschrijvende theorie. Maslow maakte onderscheid tussen verschillende behoefteniveaus, van zeer basaal tot zeer ontwikkeld. In de wirwar van problemen die patiënten veelal hebben, geeft de hiërarchie richting aan het startpunt van sociaal-psychiatrische begeleiding. Daarmee legitimeert zij ook deels deze hulpvorm en onderscheidt haar van onder andere psychotherapie, een hulpvorm met doelstellingen op een hoger behoefteniveau.

Vertaling naar sociaal-psychiatrische begeleiding

De voorgaande theorieën zijn op een wat praktischer niveau terug te vinden in drie onderdelen van sociaal-psychiatrische begeleiding: de fasering, contactfase en doelenfase. De werkfase wordt verder ingevuld door kleinere theorieën (zie paragraaf 9.6). De fasering van sociaal-psychiatrische begeleiding in een contact-, doelen- en werkfase komt deels voort uit het transtheoretische model van Prochaska en DiClemente (1999). Dit model laat duidelijk zien dat niet iedereen die zich aanmeldt voor behandeling of begeleiding ook direct klaarstaat om in actie te komen. De twee fasen die in sociaal-psychiatrische begeleiding voorafgaan aan de werkfase, besteden aandacht aan allerlei elementen van motivatie en veranderingsbereidheid.

De contactfase maakt gebruik van de wetenschap dat algemene therapiefactoren een belangrijke bijdrage leveren aan het succes van begeleiding en behandeling. De vorm en aard van het contact worden geëxpliciteerd en tot belangrijke onderdelen van de begeleiding gemaakt. Daarnaast gebeurt er nog iets: de vaak onuitgesproken verwachtingen van patiënten en professionals worden omgezet in een raamwerk voor de begeleiding. Dit geeft houvast en sluit aan bij de theorie van Frank en Frank (1991) dat niet alleen het contact goed moet zijn, maar dat er ook een idee en een visie achter moeten zitten. Hoewel dit raamwerk niet rechtstreeks een verklaring en behandelmethode biedt voor de problemen waarmee de patiënt kampt, sluit het wel goed aan bij de hierna gepresenteerde theorie over de chronisch ineffectieve interactie tussen patiënten en professionals.

De doelenfase sluit niet alleen aan bij het transtheoretisch model maar ook bij de theorie van Maslow over menselijke behoeften. Behoeften zijn belangrijk in het leven van mensen, maar niet per se werkbaar of haalbaar. Sommigen passen bijvoorbeeld niet binnen het kader van sociaal-psychiatrische begeleiding. De behoeftenhiërarchie kan echter vertaald worden naar een doelenhiërarchie, waarvan met een deel wel goed gewerkt kan worden in sociaal-psychiatrische begeleiding. Maslows hiërarchie geeft richting aan het aantal en type doelen dat voor begeleiding in aanmerking komt en deze richting zorgt er weer voor dat zowel patiënt als professional meer gefocust aan de slag kan.

9.5 Onderbouwing (mesoniveau)

Ziektegedrag

Er is veel onderzoek gedaan naar de manieren waarop mensen in contact komen, in contact blijven of juist het contact verliezen met de geestelijke gezondheidszorg. Veel van het gedrag van patiënten wordt omschreven als hulpzoek- of ziektegedrag. Die laatste term verwijst naar de wijze waarop mensen symptomen ervaren, inschatten en ernaar handelen, en naar de wijze waarop ze hulp zoeken en die hulp gebruiken (Mechanic, 1986).

Het is duidelijk dat mensen erg verschillen in de manier waarop ze reageren op signalen van (mogelijke) ziekte. Als gevolg daarvan kan het hulpzoekgedrag van mensen - met dezelfde stoornis of symptomen - sterk uiteenlopen. De ene persoon meldt zich bij een klein kuchje of gevoel van somberheid al bij de huisarts, de ander doet dat pas als een longontsteking of depressie zich in volle hevigheid heeft gemanifesteerd. Individuele en sociale kenmerken spelen een rol, maar ook organisatorische kenmerken (zoals de beschikbaarheid van hulp).

Het onderzoek naar ziektegedrag laat zich moeilijk kort samenvatten, omdat het erg breed is en per stoornis verschilt. We presenteren hier twee modellen die ontwikkeld zijn voor de ggz en gebaseerd zijn op data uit zowel het meer fundamentele onderzoek naar ziektegedrag als uit de ggz-praktijk.

Network Episode Model

Het Network Episode Model, ontwikkeld door de Amerikaanse sociologe Pescosolido (Pescosolido & Boyer, 2010), verklaart het (wisselende) zorggebruik van mensen met psychiatrische problematiek vanuit een brede systemische invalshoek. Niet alleen psychiatrische problemen, klachten en symptomen maar ook de steun van het sociale netwerk (of het gebrek daaraan), de (financiële) toegankelijkheid van hulp en andere factoren bepalen of, wanneer en hoe lang iemand gebruik maakt van psychiatrische zorg. De factoren in het gezondheidszorgsysteem zelf zijn wat onderbelicht in dit model en daarom vulden wij het aan met een model dat is gebaseerd op eigen onderzoek.

Model van chronisch ineffectieve interactie

Op zoek naar verklaringen waarom sommige patiënten 'moeilijk' gevonden worden door professionals, ontwikkelden we het model van chronisch ineffectieve interactie (Koekkoek e.a., 2011; Koekkoek, 2011b). In dit model wordt door professionals al vroeg in de begeleidingscyclus het negatieve predicaat 'moeilijk' aan patiënten gegeven. Op het moment dat deze moeilijkheden niet rechtstreeks vanuit de psychiatrische problematiek (bijvoorbeeld een ernstige psychose of manie of voortdurende paranoïde) verklaard kunnen worden, krijgt niet de stoornis maar de patiënt als het ware de schuld van de moeilijke interactie. Professionals reageren daar veelal op door zich minder in te spannen - omdat het waarschijnlijk toch geen zin heeft - en patiënten gaan hun problemen steeds meer articuleren. Patiënt en professional komen zo in een vicieuze cirkel van wederzijds ineffectief gedrag terecht die de standpunten van beide partijen alleen maar bevestigt. In feite is deze theorie een verder uitgewerkte variant van het eerder beschreven patroon van ineffectieve langdurige begeleiding (zie hoofdstuk 1).

Vertaling naar sociaal-psychiatrische begeleiding

De genoemde modellen laten zien dat niet alleen de individuele psychiatrische problematiek en de sociale context meegewogen moeten worden bij het vormgeven van sociaal-psychiatrische begeleiding. Ook de context van de organisatie, de interactie tussen professional en patiënt en de interactie tussen sociale context, patiënt en professional zijn van belang. In de hier beschreven aanpak is een aantal elementen ingebouwd om dat gestructureerd te doen. Ook gaat het model ervan uit dat een aantal andere factoren, en dus niet alleen de psychiatrische problematiek op zichzelf, sturend is voor het gebruik van begeleiding. Dat betekent ook dat er redenen kunnen zijn waarom patiënten de begeleiding (tijdelijk) onderbreken of weer terugkeren.

Het model van chronisch ineffectieve interactie laat zien dat het contact in langdurige begeleiding kan ontsporen. Het geeft een verklaring voor de moeizame interactie waarin patiënt en professional zich soms bevinden - en daarmee een rationale voor het inzetten van interventies om uit de vicieuze cirkel te komen. Dit zijn kleine interventies (zoals het invullen van de SRS na elke sessie) en grotere interventies (zoals gezamenlijk doelen opstellen, formele evaluaties) in sociaal-psychiatrische begeleiding.

9.6 Onderbouwing (microniveau)

De hoofdlijnen van het in dit boek beschreven model van sociaal-psychiatrische begeleiding zijn gebaseerd op de (middel)grote theorieën die in het voorgaande uiteengezet werden. Voor de concrete invulling, ofwel de interventies in de praktijk, hebben we zoveel mogelijk gebruikgemaakt van bestaande methoden en technieken die bewezen effectief zijn. In eerdere hoofdstukken staat al het een en ander beschreven over de achtergrond van de methoden (zie hoofdstuk 4-6), hier gaan we er nog iets verder op in.

Gespreksmethoden

De in dit boek beschreven methode leunt zwaar op het principe van het niet weten, ofwel het vermijden van de rol van expert door de professional. Bijna alle beschreven gespreksmethoden - relatiemanagement, motiverende gespreksvoering en oplossinggerichte gespreksvoering - gaan hier impliciet of expliciet van uit. Voor al deze methoden bestaat meer of minder evidentie. Ondanks de sterk toegenomen populariteit van deze methoden blijkt steeds opnieuw hoe makkelijk professionals zeggen aan bijvoorbeeld motiverende gespreksvoering te doen, maar hoe moeilijk dit in werkelijkheid is. Toch zijn deze gespreksmethoden de olie in de raderen van het hier geschetste begeleidingsmechanisme en vormen ze de basis waarop meer technische interventies worden ingezet.

Therapeutische technieken

Het gebruik van structuur in de sessies en in de begeleiding als geheel, is niet voorbehouden aan een enkele specifieke therapeutische methode. Echter, naarmate de patiënten ernstiger en complexer problematiek hebben, krijgt deze structuur meer aandacht en wordt zij intensiever gehandhaafd. Het gebruik van een gespreksagenda komt voort uit de dialectische gedragstherapie, evenals het verslag doen door de professional op een voorgestructureerd formulier dat hem dwingt bepaalde onderwerpen te rapporteren (Linehan, 1993). Een overeenkomst over verwachtingen en doelen wordt tevens gebruikt in dialectische gedragstherapie, maar ook in veel andere behandelvormen.

Instrumenten

De SRS, het instrument om na iedere sessie gezamenlijk terug te kijken, komt voort uit de kortdurende therapie van Duncan en Miller (2003) waarin de cliënt een belangrijke rol heeft in het begeleidingsproces en het eigen herstel. De CANSAS, het instrument om zorgbehoeften vast te stellen, komt voort uit een lange (Britse) traditie van het vaststellen van zorgbehoeften. Hoewel de CANSAS veelal wordt gebruikt als onderzoeksinstrument, is het zeker ook in de praktijk te gebruiken. De gedragsanalyse komt voort uit de cognitieve gedragstherapie, en meer specifiek uit de dialectische gedragstherapie (Linehan, 1993) en CBASP (McCullough, 2000). Het generieke model dat hier wordt gebruikt (zie bijlage 3) is een combinatie van de door Linehan en McCullough voorgestelde schema's en is vooral bedoeld voor interpersoonlijke situaties.

Organisatievormen

Er bestaat weinig evidentie voor een of andere organisatievorm boven de andere in de zorg voor mensen met ernstige en langdurige problematiek. Momenteel is het ACT-model, waarin wordt gewerkt met een gedeelde caseload, heel populair. Daardoor ontstaat een constante continuïteit van zorg, zodat patiënten die erg wisselvallig om hulp vragen steeds een luisterend oor vinden bij een professional die ze kennen en van hun situatie op de hoogte is. Wetenschappelijk is onduidelijk of die continuïteit ervoor zorgt dat ACT effectief is, of dat andere specifieke ACT-elementen werkzaam zouden kunnen zijn. Praktisch gezien is het de vraag of deze continuïteit noodzakelijk of zelfs gewenst is bij de hier beschreven groep van niet-psychotische, oordeelsbekwame patiënten.

Ook voor andere organisatievormen bestaat evidentie: het in dit boek beschreven 'clinical casemanagement' (zie hoofdstuk 7) kan ook bogen op positieve uitkomsten. Daarin wordt veel meer uitgegaan van een individuele caseload per professional, waar nodig gedeeld met één of twee collega's. Tevens is er enige evidentie voor het 'split-treatment model' (Busch & Gould, 1993; Gunderson, 2001; Goin, 2001) waarin de primaire hulpverlener (degene die sociaal-psychiatrische begeleiding biedt) en de secundaire hulpverlener (die bijvoorbeeld de medicamenteuze behandeling biedt) twee personen zijn met verschillende rollen en taken. Onderling overleg is goed mogelijk en wenselijk, en in ieder geval neemt niet een enkele hulpverlener de gehele begeleiding of behandeling op zich.

De Nederlandse vinding Functie ACT (FACT) is een soort lichte vorm van ACT waarin minder intensieve en omvattende zorg wordt geboden, maar wel door een nauw samenwerkend team. Er is nog nauwelijks onderzoek gedaan naar deze organisatievorm, die echter wel op veel locaties in de praktijk wordt gebruikt. FACT lijkt als organisatiemodel heel goed te combineren met de hier voorgestelde inhoud van sociaal-psychiatrische begeleiding.

Aanbevolen literatuur

Hodiamont e.a. (1986). *Ziekte, ziekte-inzicht en ziektegedrag in het kader van de psychiatrie*. Wat ouder artikel met een brede theoretische oriëntatie op het concept ziektegedrag, gevolgd door eigen empirische data.

Colijn e.a. (2009). *Universele therapiefactoren*. Hoofdstuk in het *Leerboek psychotherapie* van Colijn e.a. (red.), met een goede introductie in de algemene, universele of non-specifieke therapiefactoren.

Koekkoek, B. (2011). *'Chronisch' worden in de psychiatrie*. Toegankelijke beschrijving van het model van chronisch ineffectieve interactie tussen patiënt en professional.

Literatuur

Adriaansen, M., & Caris, J. (2011). *Elementaire sociale vaardigheden*. Houten: Bohn Stafleu Van Loghum.

Anthony, W.A., Cohen, M.R., Farkas, M.D., & Gagne, C. (2002). *Psychiatric rehabilitation* (2nd ed.). Boston: Boston University, Center for Psychiatric Rehabilitation.

Baars, H., Uffing, H., & Dekkers, G. (1990). *Sociale netwerkstrategieën in de sociale psychiatrie. Een handleiding voor de geestelijke gezondheidszorg*. Houten: Bohn Stafleu Van Loghum.

Bakker, H., Goei, L. de, & Vijselaar, J. (1994). *Thuis opgenomen. Uit de geschiedenis van de sociale psychiatrie in Nederland*. (NcGv-reeks 94-13.) Utrecht: Nederlands centrum Geestelijke volksgezondheid.

Beek, H. van de (1991). *Tussen zorgen en behandelen. Ontwikkelingen in de sociaal-psychiatrische hulpverlening*. Utrecht: Nederlands centrum Geestelijke volksgezondheid.

Berg, I.K., & Dolan, Y. (2002). *De praktijk van oplossingen*. Lisse: Swets & Zeitlinger.

Bhugra, D., & Morgan, C. (Eds.) (2010). *Principles of social psychiatry*. New York: Wiley.

Boeckhorst, F. (2003). *Duivelse spiralen. Werkboek voor meervoudig-systemisch denken in de sociale psychiatrie*. Warnsveld: GGNet.

Boeckhorst, F. (2008). Behandelcontext. In A. Savenije, M.J. van Lawick & E.T.M. Reijmers (red.), *Handboek systeemtherapie* (pp. 261-273). Utrecht: De Tijdstroom.

Bosch, L.M.C. (2009). Dialectische gedragstherapie. In E.H.M. Eurelings-Bontekoe, R. Verheul & W.M. Snellen (red.), *Handboek persoonlijkheidspathologie* (pp. 319-330). Houten: Bohn Stafleu Van Loghum.

Brewin, C.R., Wing, J.K., Mangen, S.P., e.a. (1987). Principles and practice of measuring needs in the long-term mentally ill: The MRC Needs for Care Assessment. *Psychological Medicine, 17*, 971-981.

Brinkman, F., & Berg, R. van den (2010). *Crisishulpverlening*. Houten: Bohn Stafleu Van Loghum.

Brown, G.W., & Harris, T.O. (Eds.) (1978). *Social origins of depression: A study of psychiatric disorder in women*. Londen: Tavistock.

Burke, B., Arkowitz, H., & Menchola, M. (2003). The efficacy of motivational interviewing: A meta-analysis of controlled clinical trials. *Journal of Consulting and Clinical Psychology, 71*, 843-861.

Busch, F.N., & Gould, E. (1993). Treatment by a psychotherapist and a psychopharmacologist: Transference and countertransference issues. *Hospital and Community Psychiatry, 44*, 772-774.

Colijn, S., Snijders, H., & Trijsburg, W. (2009). Universele therapiefactoren. In S. Colijn, H. Snijders, M. Thunnissen, S. Bögels & W. Trijsburg (red.), *Leerboek psychotherapie* (pp. 159-168). Utrecht: De Tijdstroom.

Corrigan, P.W., McCracken, S.G., & Holmes, E.P. (2001). Motivational interviews as goal assessment for persons with psychiatric disability. *Community Mental Health Journal, 37*, 113-122.

Curran, J., & Brooker, C. (2007). Systematic review of interventions delivered by UK mental health nurses. *International Journal of Nursing Studies, 44*, 479-509.

Dawson, D., & MacMillan, H.L. (1993). *Relationship management of the borderline patient: From understanding to treatment.* New York: Brunner/Mazel.

Deegan, P.E., Rapp, C., Holter, M., & Riefer, M. (2008). A program to support shared decision making in an outpatient psychiatric medication clinic. *Psychiatric Services, 59*, 603-605.

Delfgaauw, P.G. (2005). *Rehabilitatie bij depressie.* Amsterdam: AMC.

Devilly, G.J., & Gournay, K. (1995). Community psychiatric nursing with non-psychotic patients: Relating process to outcome. *Australian and New Zealand Journal of Mental Health Nursing, 4*, 53-60.

Dieperink, C.J., Pijl, Y.J., & Driessen, G.A.M. (2006). Langdurig zorgafhankelijken in de GGZ. Een landelijke verkenning. *Maandblad Geestelijke volksgezondheid, 61*, 228-238.

Dijck, van, R., & Hoogduin, C.A.L. (2010). Het voorkomen van uitzichtloze therapeutische relaties. In K. van der Velden (red.), *Directieve therapie* (dl.1, pp. 393-399). Houten: Bohn Stafleu Van Loghum.

Dohrenwend, B.P., Levav, I., Shrout, P.E., Schwartz, S., Naveh, G., Link, B.G., Skodol, A.E., & Stueve, A. (1992). Socioeconomic status and psychiatric disorders: The causation-selection issue. *Science, 255*, 946-952.

Dröes, J. (2005). *Individuele rehabilitatie, behandeling en herstel van mensen met psychiatrische problematiek.* Amsterdam: SWP.

Duncan, B.L., Miller, S.D., Sparks, J.A., Claud, D.A., Reynolds, L.R., Brown, J., e.a. (2003). The Session Rating Scale: Preliminary psychometric properties of a 'working' alliance measure. *Journal of Brief Therapy, 3*, 3-12.

Esveld, E. van (2010). Meten is weten. De Session Ration Scale als middel om de behandelrelatie met de cliënt te verbeteren. *Sociale Psychiatrie, 92*, 7-11.

Evers, R., & Rijnders, P. (1982). *Paradoxale benadering: een systematische toepassing vanuit twee modellen.* Alphen aan den Rijn: Samson.

Fonagy, P., & Bateman, A. (2006). Progress in the treatment of borderline personality disorder. *British Journal of Psychiatry, 188*, 1-3.

Frank, J.D., & Frank, J.B. (1991). *Persuasion and healing. A comparative study of psychotherapy.* Baltimore: Johns Hopkins University Press.

Furedi, F. (2003). *Therapy culture: Cultivating vulnerability in an uncertain age.* Londen: Routledge.

Goin, M.K. (2001). Split treatment: The psychotherapy role of the prescribing psychiatrist. *Psychiatric Services, 52*, 605-606.

Gordon, M. (1994). *Nursing diagnosis: Process and application* (3rd ed.). St. Louis: Mosby.

Gournay, K., & Brooking, J. (1994). Community psychiatric nurses in primary health care. *British Journal of Psychiatry, 165*, 231-238.

Gournay, K., & Brooking, J. (1995). The community psychiatric nurse in primary care: An economic analysis. *Journal of Advanced Nursing, 224*, 769-778.

Grinten, T. van der (1987). *De vorming van de ambulante geestelijke gezondheidszorg: een historisch beleidsonderzoek* (dissertatie). Baarn: Ambo.

Group for the Advancement of Psychiatry (1987). *Interactive fit. A guide to non-psychotic chronic patients*. New York: Brunner Mazel.

Gunderson, J. (2001). *Borderline personality disorder: A clinical guide*. Washington, DC: American Psychiatric Publishing.

Hanneman, P. (2005). Herontdekt: een spiegel voor de relatietherapie. *Psychopraxis, 7*, 185-188.

Hellenbrand, I., Tiemens, B., & Appel, T. (2007). Lange behandelingen ontberen scherpe behandeldoelen: een exploratief onderzoek naar mogelijkheden voor verkorting van de wachtlijst. *PsychoPraxis, 9*, 90-93.

Hendriksen, J. (2010). *Begeleid intervisie model. Collegiale advisering en probleemoplossing* (6e dr.). Amsterdam: Boom/Nelissen.

Hendrix, H. (1998). *Handboek bemoeizorg. 'Je gaf niet thuis.'* Nijmegen: Riagg Nijmegen.

Henselmans, H. (1994). Iatrogene chaos bij een patiënte met een persoonlijkheidsstoornis. *Directieve Therapie, 14*, 408-415.

Henselmans, H. (1996). Directieve interventies bij zogeheten 'uitbehandelde' patiënten. *Directieve Therapie, 16*, 316-326.

Hoch, J.S., O'Reilly, R.L., & Carscadden, J. (2006). Relationship management therapy for patients with borderline personality disorder. *Psychiatric Services, 57*, 179-181.

Hodiamont, P.P.G., Peer, P.G.M., & Heyendael, P.H.J.M. (1986). Ziekte, ziekte-inzicht en ziektegedrag in het kader van de psychiatrie. *Tijdschrift voor Psychiatrie, 28*, 291-309.

Hoogduin, C.A.L., Verbraak, M.P.J.M., & Haan, E. de (1997). Het 'outtake'-team: strategieën ter voorkoming van langdurige behandelingen. In G.J. Methorst, C.A.L. Hoogduin & K. van der Velden (red.), *Richtlijnen bij kortdurende ambulante behandeling in de geestelijke gezondheidszorg* (pp. 75- 83). Houten: Bohn Stafleu Van Loghum.

Hopman, A. (2011). Casemanagement. Internet: www.cvz.nl/binaries/live/cvzinternet/hst_content/nl/documenten/standpunten/2011/sp1103-casemanagement.pdf (23 augustus 2011). Diemen: College voor Zorgverzekeringen.

Horwitz, A.V. (2001). *Creating mental illness*. Chicago: University of Chicago Press.

Hubble, M.A., Miller, S.D., & Duncan, B.L. (1997). *Psychotherapy with 'impossible' cases: The efficient treatment of therapy veterans*. New York: Norton.

Jansen, M., Jonge, M. de, & Pols, J. (1995). *Dwang in de psychiatrie. Dilemma's, feiten, ervaringen en alternatieven*. Amsterdam: Babylon/De Geus.

Jong, P. de, & Berg, I.K. (2004). *De kracht van oplossingen. Handwijzer voor oplossingsgerichte gesprekstherapie*. Amsterdam: Harcourt.

Joosten, E.A., Jong, C.A. de, Weert-van Oene, G.H. de, Sensky, T., & Staak, C.P. van der (2009). Shared decision-making reduces drug use and psychiatric severity in substance-dependent patients. *Psychotherapy and Psychosomatics, 78*, 245-253.

Kaasenbrood, A., Werf, B. van der, & Hanneman, P. (2004). Indicatie: geen behandeling. *Maandblad Geestelijke volksgezondheid, 59*, 291-302.

Kalse, H. (2000). Het Vanellusfenomeen. Demonstratief incompetent gedrag van patiënten met een borderline persoonlijkheidsstoornis. *Directieve therapie, 20*, 174-187.

Kanter, J. (1989). Clinical casemanagement: Definition, principles, components. *Hospital and Community Psychiatry, 40*, 361-368.

Keller, M.B., McCullough, J.P., Klein, D.N., Arnow, B., Dunner, D.L., Gelenberg, A.J., e.a. (2000). A comparison of nefazodone, the Cognitive Behavioral-Analysis System of

Psychotherapy, and their combination for the treatment of chronic depression. *New England Journal of Medicine, 342*, 1462-1470.

Kendrick, T., Simons, L., Mynors-Wallis, L., Gray, A., Lathlean, J., Pickering, R., Harris, S., Rivero-Arias, O., Gerard, K. & Thompson, C. (2006). Randomised controlled trial usual general practitioner care for common mental disorders: Treatment from community mental health nurses, compared with cost-effectiveness of referral for generic care or problem-solving. *British Journal of Psychiatry, 189*, 50-59.

Koekkoek, B. (2004a). *Resultaten onderzoek Begeleiding & Behandeling.* (Intern rapport.) Utrecht: Altrecht.

Koekkoek, B. (2004b). Steun vanaf een wankele basis. Over het werk van sociaal-psychiatrisch verpleegkundigen op een ambulante behandelafdeling. *Maandblad Geestelijke volksgezondheid, 59*, 214-226.

Koekkoek, B. (2004c). Tussen afwijzing en houdgreep. Over het verplegen van borderline-cliënten op een gesloten opnameafdeling. *Psychopraxis, 6*, 130-136.

Koekkoek, B. (2005). Orde en tucht: welke professional mag wat nu eigenlijk doen in de GGZ? *Psychopraxis, 7*, 222-226.

Koekkoek, B. (2006). Eindeloos helpen: erger dan de kwaal? Langdurige begeleidingscontacten in de GGZ. *Maandblad Geestelijke volksgezondheid, 61*, 603-613.

Koekkoek, B. (2011a). 'Chronisch' worden in de psychiatrie. De invloed van GGZ-hulpverlening op chroniciteit. *Maandblad Geestelijke volksgezondheid, 66*, 222-235.

Koekkoek, B. (2011b). *Ambivalent connections: Improving community mental health care for non-psychotic chronic patients perceived as 'difficult'*. Nijmegen: Radboud Universiteit.

Koekkoek, B., & Tilburg, W. van (2010). Ineffective chronic illness behaviour in a patient with long-term non-psychotic psychiatric illness: A case report. *BMJ Case Reports,* doi:10.1136/bcr.02.2010.2739.

Koekkoek, B., Gunderson, J.G., Kaasenbrood, A., & Gutheil, T.G. (2008). Chronic suicidality in a physician: An alliance yet to become therapeutic. *Harvard Review of Psychiatry, 16*, 195-204.

Koekkoek, B., Hutschemaekers, G., Meijel, B. van, e.a. (2011). How do patients come to be seen as 'difficult'? A mixed-methods study in community mental health care. *Social Science and Medicine, 72*, 504-512.

Koekkoek, B., Meijel, B. van, & Hutschemaekers, G. (2010a). Community mental healthcare for people with severe personality disorder: Narrative review. *Psychiatrist, 34*, 24-30.

Koekkoek, B., Meijel, B. van, Ommen J. van, Pennings, R. van, Kaasenbrood, A., Hutschemaekers, G., & Schene, A. (2010b). Ambivalent connections: A qualitative study of the care experiences of non-psychotic chronic patients who are perceived as 'difficult' by professionals. *BMC Psychiatry*, doi:10.1186/1471-244X-10-96 http://www.biomedcentral.com/1471-244X/10/96.

Koekkoek, B., Meijel, B. van, Schene, A., & Hutschemaekers, G. (2009). Community psychiatric nursing in the Netherlands: A survey of a thriving but threatened profession. *Journal of Psychiatric and Mental Health Nursing, 16*, 822-828.

Koekkoek, B., Meijel, B. van, Schene, A., & Hutschemaekers, G. (2010c). Development of an intervention program to increase effective behaviours by patient and clinicians in psychiatric services: Intervention mapping study. *BMC Health Services Research, 10*, 293.

Koekkoek, B., Quintus, A., Tiemens, B., Boeijen, C. van, & Spijker, J. (2008). Langdurige begeleiding door sociaal-psychiatrisch verpleegkundigen bij angst en depressie. Is afwijken van de richtlijn onzin of noodzaak? *Maandblad Geestelijke volksgezondheid, 63,* 496-504.

Koekkoek, B., Spijker, J., Schaik, A. van, & Schene, A. (2010d). Catch 22: A case of mutually denied chronic depression. *Harvard Review of Psychiatry, 18,* 238-246.

Kok, I., & Donker, M.C.H. (1996). *Sociale psychiatrie. Een concept in kaart gebracht.* Utrecht: Nederlands centrum Geestelijke volksgezondheid.

Kroon, H. (2003). *De zorgbehoeftenlijst: een vragenlijst voor het meten van zorg en rehabilitatiebehoeften bij mensen met ernstige psychische stoornissen.* Utrecht: Trimbos-instituut.

Kuijper, C. (2007). *Succesvolle intervisie. Handleiding voor het benutten van deskundigheid en ervaring binnen organisaties.* Den Haag: SDU.

Lambert, M.J. (red.) (2004). *Bergin and Garfield's handbook of psychotherapy and behaviour change* (5th ed.). New York: Wiley.

Larrau, A. (2003). *Unequal childhoods: Class, race, and family life.* Berkeley: University of California Press

Leeuw, M.G.C. de, Nieuwenhuis, J., & Schilt, M. (1997). *Van oppasser naar verpleegkundige.* Utrecht: De Tijdstroom.

Linehan, M.M. (1993). *Cognitive-behavioral treatment of borderline personality disorder.* New York: Guilford Press.

Linehan, M.M. (1996). *Borderline persoonlijkheidsstoornis. Handleiding voor training en therapie.* Lisse: Swets en Zeitlinger.

Linehan, M.M. (2008). *Dialectische gedragstherapie bij borderline persoonlijkheidsstoornis.* Amsterdam: Pearson.

Lohuis, G., Schilperoort, R., & Schout, G. (2002). *Van bemoei- naar groeizorg: methodieken in de OGGZ.* Groningen: Wolters-Noordhoff.

MacDonald, A.J. (2007). *Solution-Focused Therapy: Theory, research and practice.* Londen: Sage.

Mangen, S.P., Paykel, E.S., Griffith, J.H., e.a. (1983). Cost effectiveness of community psychiatric nurse outpatient care of neurotic patients. *Psychological Medicine, 13,* 401-406.

Maslow, A.H. (1943). A theory of human motivation. *Psychological Review, 50,* 370-396.

McCullough, J.P. (2000). *Treatment for chronic depression. Cognitive behavioural analysis system of psychotherapy (CBASP).* New York: Guilford Press.

Mechanic, D. (1986). The concept of illness behaviour: Culture, situation and personal predisposition. *Psychological Medicine, 16,* 1-7.

Meekeren, E. van, & Baars, J. (2011). Zieke individuen, verstoorde systemen. Over psychiatrische patiënten en hun omgeving. *Maandblad Geestelijke volksgezondheid, 66,* 402-415.

Miller, W.R., & Rollnick, S. (Eds.) (2002). *Motivational interviewing: Preparing people for change.* New York: Guilford Press.

Muijen, M., Cooney, M., Strathdee, G., Bell, R., & Hudson, A. (1994). Community psychiatric nurse teams: Intensive support versus generic care. *British Journal of Psychiatry, 165,* 211-217.

Nabuurs, M. (2007). *Basisboek systeemgericht werken.* Amersfoort: Thieme Meulenhoff.

Oenen, F.J. van, Bernardt, C., & Post, L. van der (2007). *Praktijkboek crisisinterventie. De kunst van het interveniëren in moeilijke behandelsituaties in de spoedeisende psychiatrie en psychotherapie.* Utrecht: De Tijdstroom.

Oosterhuis, H. (2004). Between institutional psychiatry and mental health care: Social psychiatry in The Netherlands, 1916-2000. *Medical History, 48,* 413-428.

Os, J. van (2009). A salience dysregulation syndrome. *British Journal of Psychiatry, 194,* 101-103.

Os, J. van, Altamura, A.C., Bobes, J., e.a. (2002). 2-COM: An instrument to facilitate patient-professional communication in routine clinical practice. *Acta Psychiatrica Scandinavica, 106*, 446-452.

Os, J. van, Altamura, A.C., Bobes, J., Gerlach, J., Hellewell, J.S.E., Kasper, S., Naber, D., & Robert, P. (2004). Evaluation of the Two-Way Communication Checklist as a clinical intervention. *British Journal of Psychiatry, 184*, 79-83.

Paris, J. (2004). Is hospitalization useful for suicidal patients with borderline personality disorder? *Journal of Personality Disorders, 18*, 240-247.

Paykel, E.S., Mangen, S.P., Griffith, J.H., e.a. (1982). Community psychiatric nursing for neurotic patients: A controlled trial. *British Journal of Psychiatry, 140*, 573-581.

Peplau, H. (1952). *Interpersonal relations in nursing*. Londen: MacMillan.

Pescosolido, B.A., & Boyer, C.A. (2010). Understanding the context and dynamic social processes of mental health treatment. In A.V. Horwitz & T.L. Scheid (Eds.), *A handbook for the study of mental health: Social contexts, theories, and systems* (2nd Ed., pp. 420-438). New York: Cambridge University Press.

Phelan, M., Slade, M., Thornicroft, G., Dunn, G., Holloway, F., Wykes, T., e.a. (1995). The Camberwell Assessment of Need: The validity and reliability of an instrument to assess the needs of people with severe mental illness. *British Journal of Psychiatry, 167*, 589-595.

Prochaska, J. (1999). How do people change? In M.A. Hubble, B.L. Duncan & S.D. Miller (Eds.), *The heart and soul of change. What works in therapy* (pp. 227-258). Washington: American Psychological Association.

Rogers, C. (1951). *Client-centered therapy: Its current practice, implications and theory*. Londen: Constable.

Rollnick S., Butler, C.C., Kinnersley, P., Gregory, J., & Mash, B. (2010). Motivational interviewing. *BMJ, 340*, c1900.

Rotteveel, R.J., & Vanmolkot, L.M.L. (1993). Het intervisieprotocol. Houvast bij de hulpverlening aan chronische patiënten. *Maandblad Geestelijke volksgezondheid, 48*, 1299-1311.

Rowan, T., & O'Hanlon, B. (1998). *Solution-oriented therapy for chronic and severe mental illness*. New York: Wiley.

Ruggeri, M., Leese, M., Thornicroft, G., Bisoffi, G., & Tansella, M. (2000). Definition and prevalence of severe and persistent mental illness. *British Journal of Psychiatry, 177*, 149-155.

Savenije, A., Lawick, J. van, & Reijmers, E. (red.) (2009). *Handboek systeemtherapie*. Utrecht: De Tijdstroom.

Schippers, G.M., & Jonge, J. de (2002). Motiverende gespreksvoering. *Maandblad Geestelijke volksgezondheid, 57*, 250-265.

Schout, G. (1999). Tussen bondgenootschap en deskundologie. Verkenningen van de uitgangspunten voor methodiekontwikkeling in de (sociaal) psychiatrische verpleegkunde. *Maandblad Geestelijke volksgezondheid, 54*, 269-283.

Sommers, C.H., & Satel, S. (2006). *One nation under therapy. How the helping culture is eroding self-reliance*. New York: St. Martin's Press.

Stoffer, R. (2001). Hoe nuttig is de teamvergadering? *Maandblad Geestelijke volksgezondheid, 56*, 556-564.

Swildens, W., Busschbach, J.T. van, Michon, H., e.a. (2007). Individuele rehabilitatiebenadering bij ernstige psychiatrische stoornissen. In C.S. Schene (red.), *Jaarboek psychiatrie en psychotherapie* (pp. 335-353). Houten: Bohn Stafleu Van Loghum.

Thornicroft, G, Szmukler, G., Mueser, K.T., & Drake, R.E. (Eds.) (2011). *Oxford textbook of community mental health*. Oxford: OUP.

Tielemans L.I.G., & Jong, C.A.J. de (2007). Richtlijn voor casemanagers in de verslavingszorg. http://www.ggznederland.nl/scrivo/asset.php?id=297721 (23 augustus 2011). Utrecht: GGZ Nederland.

Tielens, J., & Verster, M. (2010). *Bemoeizorg. Eenvoudige tips voor moeilijke zorg. Voor iedereen die werkt met mensen met een chronische psychiatrische stoornis*. Utrecht: De Tijdstroom.

Tiemens, B., Kaasenbrood, A., & Niet, G. de (2011). *Evidence based werken in de GGZ. Methodisch werken als oplossing*. Houten: Bohn Stafleu Van Loghum.

Tiemens, B., Reijs, M., Sonsbeek, M. van, & Hutschemaekers, G. (2010). Het doel heiligt het middel. Een hulpmiddel bij het stellen van evalueerbare behandeldoelen. *Maandblad Geestelijke volksgezondheid, 65*, 785-797.

Torrey, W.C., & Drake, R.E. (2010). Practicing shared decision making in the outpatient psychiatric care of adults with severe mental illnesses: Redesigning care for the future. *Community Mental Health Journal, 46*, 433-440.

Townsend, M.C. (2009). *Nursing diagnoses in psychiatric nursing: Care plans and psychotropic medications* (8th ed.). Philadelphia: F.A. Davis Company.

Trijsburg, R.W. (2003). De therapeutische relatie en de werkalliantie. In S. Colijn, J.A. Snijders & R.W. Trijsburg (red.), *Leerboek integratieve psychotherapie* (pp. 133-155). Utrecht: De Tijdstroom.

Üstün, T.B., Chatterji, S., Bickenbach, J., Kostanjsek, N., & Schneider, M. (2003). The International Classification of Functioning, Disability and Health: A new tool for understanding disability and health. *Disability and Rehabilitation, 25*, 565-571.

Velden, K. van der, Hoogduin, C.A.L., & Lange, A. de (red.) (2010). *Directieve therapie*. Houten: Bohn Stafleu Van Loghum.

Veldhuizen, R. van, Bähler, M., Polhuis, D., & Os, J. van (red.) (2008). *Handboek FACT*. Utrecht: De Tijdstroom.

Werf, L.J. van der, & Goedhart, A.W. (1994). De Zorg-Aanbod-Schaal (ZAS). Een beoordelingsschaal voor zorg aan chronisch psychiatrische patiënten. *Tijdschrift voor Psychiatrie, 36*, 439-444.

Wijnberg, J. (2004). *Gekker dan gek. Hoe provocatieve therapie werkt*. Schiedam: Scriptum.

Winkel, J. van, & Egter van Wissekerke, J. (1996). Psychotherapie versus sociaal-psychiatrische begeleiding: een verkennend onderzoek naar verschillen tussen cliënten die verwezen worden voor psychotherapeutische behandeling of sociaal-psychiatrische begeleiding. *Tijdschrift voor Psychotherapie, 22*, 328-337.

Wit, A. de (1995). Het werken met een noodplan. Een onderdeel in de behandeling van patiënten met stemmingsstoornissen. *Sociale Psychiatrie, 42*, 19-28.

Wooff, K., Goldberg, D.P., & Fryers, T. (1986). Patients in receipt of community psychiatric nursing care in Salford 1976-82. *Psychological Medicine, 16*, 407-414.

Bijlage 1 Begeleidingsplan

Vorm van de begeleiding[1]

Frequentie van de gesprekken

_____ per _____ weken/maanden.

Aantal gesprekken

_____

Evaluatiemomenten
1 _____ (na _____ gesprekken)
2 _____ (na _____ gesprekken)
3 _____ (na _____ gesprekken)

Gespreksdeelnemers
☐ cliënt
☐ professional

Eventueel/regelmatig/altijd:
☐ mensen uit sociaal netwerk, bijvoorbeeld: _____
☐ andere professionals, bijvoorbeeld: _____

Locatie gesprekken
☐ instelling
☐ bij cliënt thuis
☐ elders: _____

---

[1] Dit is een voorbeeld. Niet alle verwachtingen uit hoofdstuk 5 zijn volledig uitgewerkt.

Bij ziekte te doen

Bereikbaarheid professional

Inhoud van de begeleiding

Begeleidingsdoel

Globaal doel voor de lange termijn:

Werkdoelen

Drie tot vijf doelen: specifiek, meetbaar, acceptabel, realistisch, tijdgebonden, inspirerend, eigen controle.

Werkdoel 1:

Werkdoel 2:

Werkdoel 3:

Werkdoel 4:

Werkdoel 5:

Interventies

Werkdoel 1

Interventies:

Uit te voeren door:

Werkdoel 2

Interventies:

Uit te voeren door:

Werkdoel 3

Interventies:

Uit te voeren door:

Werkdoel 4

Interventies:

Uit te voeren door:

Werkdoel 5

Interventies:

Uit te voeren door:

Bijlage 2 ISPB-rapportageformulier professional

Behandelcontact (sinds start ISPB) nummer _____

Inhoud van het contact
Vorm/locatie
Cliënt is niet gekomen:
  ☐ zonder bericht
  ☐ met bericht
☐ Telefonisch
☐ Instelling
☐ Bij cliënt thuis
☐ In andere instelling
☐ Elders: _____

Duur
☐ Geen contact geweest
☐ _____ (aantal) minuten

Betrokkenen
☐ Alleen cliënt
☐ Cliënt en systeemlid of -leden (zoals partner, kind, ouder, vriend, kennis)
☐ Cliënt en andere professional
☐ Anders: _____

In welke fase van het ISPB-programma zou u dit gesprek indelen?
☐ Fase 1: relatiefase (optimalisering van de relatie)
☐ Fase 2: afstemmingsfase (verduidelijking van problemen, behoeften en doelen)
☐ Fase 3: werkfase (verbetering van sociaal en psychiatrisch functioneren)
☐ Anders: _____

Welke elementen uit het ISPB-programma heeft u gebruikt?
☐ Agenda gemaakt met de cliënt
☐ Teruggekeken op afgelopen periode en gesprek:
  ☐ op eigen wijze

- ☐ aan de hand van SRS (cliënt)
- ☐ aan de hand van SRS (cliënt) en dit formulier van vorige gesprek
- ☐ Wederzijdse verwachtingen verduidelijkt
- ☐ Problemen en behoeften geïnventariseerd:
  - ☐ op eigen manier
  - ☐ met behulp van CANSAS
- ☐ Doelen geformuleerd
- ☐ Onderhandeld over doelen
- ☐ Aan doelen gewerkt:
  - ☐ motiveringsstrategieën gebruikt
  - ☐ casemanagement voor praktische problemen gebruikt
  - ☐ gedragsanalyse gedaan
  - ☐ anders: _____
- ☐ Anders: _____

Beleving van het contact

Beoordeel het behandelcontact van vandaag door op elke lijn een kruisje te plaatsen bij de beschrijving die het beste weergeeft hoe u dit behandelcontact hebt ervaren. Hoe meer u het kruisje naar rechts plaatst, des te positiever is uw gevoel over dit behandelcontact. Hoe meer u het kruisje naar links plaatst, des te negatiever is uw gevoel over dit behandelcontact.

Relatie/contact

	Relatie/Contact	
Ik voelde me *niet* gehoord, begrepen en gerespecteerd.	I----------------------------------I	Ik voelde me gehoord, begrepen en gerespecteerd.
	Doelen en Onderwerpen	
We hebben *niet* gewerkt aan of gepraat over de dingen waaraan ik wilde werken of waarover ik wilde praten.	I----------------------------------I	We hebben gewerkt aan of gepraat over de dingen waaraan ik wilde werken of waarover ik wilde praten.
	Aanpak en/of Werkwijze	
De manier waarop de begeleider problemen aanpakt sluit *niet* bij me aan.	I----------------------------------I	De manier waarop de begeleider problemen aanpakt sluit goed bij me aan.
	Over het geheel	
Er miste iets in het begeleidings- contact vandaag.	I----------------------------------I	Over het geheel genomen vond ik het begeleidings- contact van vandaag in orde.

Ruimte voor eigen rapportage

Bijlage 3 SRS cliënt

Wilt u enkele vragen beantwoorden over uw beleving van het contact?
Beoordeel s.v.p. het behandelcontact van vandaag door op elke lijn een kruisje te plaatsen bij de beschrijving die het beste weergeeft hoe u dit behandelcontact hebt ervaren. Hoe meer u het kruisje naar rechts plaatst, des te positiever is uw gevoel over dit behandelcontact. Hoe meer u het kruisje naar links plaatst, des te negatiever is uw gevoel over dit behandelcontact.

Relatie/contact

	Relatie/Contact	
Ik voelde me *niet* gehoord, begrepen en gerespecteerd.	|--|	Ik voelde me gehoord, begrepen en gerespecteerd.
	Doelen en Onderwerpen	
We hebben *niet* gewerkt aan of gepraat over de dingen waaraan ik wilde werken of waarover ik wilde praten.	|--|	We hebben gewerkt aan of gepraat over de dingen waaraan ik wilde werken of waarover ik wilde praten.
	Aanpak en/of Werkwijze	
De manier waarop de begeleider problemen aanpakt sluit *niet* bij me aan.	|--|	De manier waarop de begeleider problemen aanpakt sluit goed bij me aan.
	Over het geheel	
Er miste iets in het begeleidings- contact vandaag.	|--|	Over het geheel genomen vond ik het begeleidings- contact van vandaag in orde.

Als u op een van deze antwoorden links van het midden heeft gescoord, wilt u dan de volgende vraag beantwoorden?

Wat heeft u er zelf aan gedaan om het gesprek met uw begeleider beter te laten verlopen?
☐ Niet actief iets gedaan
☐ Mijn probleem/problemen benoemd
☐ Gezegd dat ik een bepaald thema graag wil bespreken
☐ Erop gestaan een bepaald thema te bespreken
☐ Anders:

Bijlage 4 Camberwell Assessment of Need Short Appraisal Schedule (CANSAS)

Ingevuld door:
☐ professional
☐ patiënt

Datum: _____

Behoeftescoring:
0 = geen probleem/zorgbehoefte
1 = vervulde zorgbehoefte
2 = onvervulde zorgbehoefte
9 = onbekend

1	Huisvesting	0	1	2	9
2	Voeding	0	1	2	9
3	Zorgen voor het huishouden	0	1	2	9
4	Zelfverzorging	0	1	2	9
5	Activiteiten overdag	0	1	2	9
6	Lichamelijke gezondheid	0	1	2	9
7	Psychotische symptomen	0	1	2	9
8	Informatie over toestand en behandeling	0	1	2	9
9	Psychisch onwelbevinden	0	1	2	9
10	Veiligheid voor de persoon zelf	0	1	2	9
11	Veiligheid voor anderen	0	1	2	9
12	Alcohol	0	1	2	9
13	Drugs	0	1	2	9

14	Gezelschap	0	1	2	9
15	Intieme relaties	0	1	2	9
16	Beleving van de seksualiteit	0	1	2	9
17	Zorg voor de kinderen	0	1	2	9
18	Basisonderwijs/educatie	0	1	2	9
19	Telefoon, e-mail, internet en dergelijke communicatiemiddelen	0	1	2	9
20	Vervoer	0	1	2	9
21	Geld	0	1	2	9
22	Uitkeringen	0	1	2	9

Bijlage 5 ISPB-gedragsanalyse

Beschrijf de problematische interpersoonlijke situatie (d.w.z. met iemand anders).
- Wees zo concreet mogelijk: wie, wanneer, waar, hoe.
- Wat deed, voelde of dacht je?
- Wat deed je of deden de ander(en)?
- Hoe intens was deze situatie voor jou op een schaal van 0 tot 100?

Beschrijf de aanleiding voor de problematische situatie.
- Wat gebeurde er voorafgaand aan de situatie?
- Wat zorgde ervoor dat dit gebeurde?
- Welke voortekenen waren er bij jou zelf, bij de ander of in de situatie waarin je verkeerde?

Beschrijf wat er gebeurde vanaf de aanleiding tot aan de problematische situatie (als aan elkaar geregen schakeltjes van een ketting).
- Welk(e) actie, gevoel of gedachte van jou volgde op de aanleiding?
- Wat deed de ander? Hoe reageerde jij hier weer op?
- Wat gebeurde er daarna? Hoe eindigde de situatie?

Beschrijf de gevolgen van de problematische situatie.
– Wat deed, voelde of dacht je?
– Hoe reageerden de anderen?
– Welk effect had je gedrag in de situatie op de anderen?

Beschrijf wat je gewild had dat de gevolgen van de situatie waren geweest.
– Wat was voor jou de beste uitkomst geweest?
– Hoe zou je je gevoeld hebben wanneer deze uitkomst er was geweest?

Beschrijf welke oplossingen er zijn voor deze problematische situatie.
– Bekijk elk schakeltje van de ketting en formuleer alternatieve acties, gedachten of gevoelens.
– Benoem wat je volgende keer anders zou willen doen.

Bijlage 6 Noodplan/crisisplan

Naam

Geboortedatum

Adres

Telefoon

Betrokkene 1

Adres

Telefoon

Betrokkene 2

Adres

Telefoon

Behandelaar

Adres

Telefoon

Belastende (sociale) omstandigheden

1 _____

2 _____

Vroege signalen crisis

Wat merk ik zelf?   Wat merkt een ander?

1 _____   1 _____

2 _____   2 _____

3 _____   3 _____

Actieplan bij crisis

Wat doe ik zelf?   Wat doet een ander?

1 _____   1 _____

2 _____   2 _____

Medicijn 1 _____   Gebruiksad-
                                    vies _____

Medicijn 2 _____   Gebruiksad-
                                    vies _____

Signalen ernstige crisis

Wat merk ik zelf?   Wat merkt een ander?

1 _____   1 _____

2 _____   2 _____

3 _____   3 _____

Actieplan bij ernstige crisis

Wat doe ik zelf?		Wat doet een ander?	
1		1	
2		2	
Medicijn 1		Gebruiksadvies	
Medicijn 2		Gebruiksadvies	
Wat kan/mag _____ (naam) doen?		Wat wil ik dat _____ (naam) doet?	
1		1	
2		2	

Overige aandachtspunten

Opgesteld

Datum

Handtekeningen	Hulpverlener	Betrokkene	Eventuele anderen

Kopieën	Huisarts	Crisisdienst	Eventuele anderen

Bijlage 7 Toelichting op de dvd

Scène 1	agenda maken en terugkijken
Scène 2	verwachtingen bespreken
Scène 3	doelen maken
Scène 4	contact monitoren
Scène 5	relatiemanagement
Scène 6	motiverende gespreksvoering
Scène 7	oplossingsgerichte gespreksvoering
Scène 8	gedragsanalyse
Scène 9	gesprek met een derde

GPSR Compliance

The European Union's (EU) General Product Safety Regulation (GPSR) is a set of rules that requires consumer products to be safe and our obligations to ensure this.

If you have any concerns about our products, you can contact us on

ProductSafety@springernature.com

In case Publisher is established outside the EU, the EU authorized representative is:

Springer Nature Customer Service Center GmbH
Europaplatz 3
69115 Heidelberg, Germany